{ Enrich the Life }

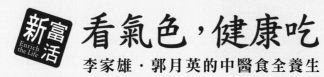

新富活 Enrich the Life

看氣色，健康吃
李家雄‧郭月英的中醫食全養生

{ 作者簡介 }
Author Introduction

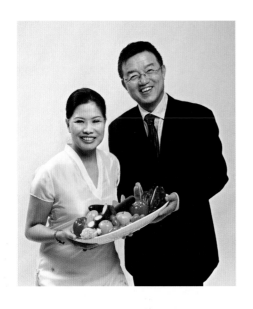

李家雄 醫師

1951年生，中醫師。李家雄中醫師診所院長，日本、新加坡海內外各地，巡迴演講養生、氣功、從臉看病等健康主題，與妻子郭月英經常性受邀媒體訪問、擔任健康節目客座來賓。

經 歷

中國醫藥學院中醫內科醫師、中醫研究所針灸推拿指導老師，各大廣播節目主講、報章雜誌養生專欄執筆。

著 作

《觀氣色、知病、防病》、《從臉看病》、《經絡診治》、《關節診治》、《腰痛診治》、《飲食大補帖》、《手腳按摩治百病》、《從頭到腳看自己愛自己》、《新養生操達摩易筋經功法入門》中醫學理專書、養生食療著作等多達百餘本。2007年8月，與妻子郭月英合著《看氣色，健康吃》一書。

郭月英 老師

1954年生，養生料理專家，郭老師養生料理、郭老師養生月子餐創辦人。20多歲時罹患紅斑性狼瘡症，常年以食補調養身體，累積豐富中醫食療經驗。開辦郭老師養生料理、郭老師養生月子餐，精心配製的菜餚，營養均衡，清爽不油膩，且完整保留藥效，兼具養生與美味，滿足現代人對健康的訴求。與李家雄醫師常共同受邀海內外各地巡迴演講養生主題，擔任電視養生料理節目客座來賓。

經 歷

擔任工研醋、陽明山國際飯店等各大餐飲烹飪顧問，統一預購誌「元氣月子湯」、「滋補藥膳湯」商品代言人，各大廣播電視養生藥膳節目主講、報章雜誌養生專欄執筆。

著 作

《郭月英免疫力蔬果汁》、《郭老師養生月子餐》、《紅斑性狼瘡症食譜》等養生健康食譜著作高達60多本；另曾與曹又方合著《200道美食健康素》、《養生防癌抗癌食譜》，與謝瀛華醫師合著《名醫名廚的保健菜單》。2007年8月，與先生李家雄合著《看氣色，健康吃》一書。

原來，藥膳養生 就在日常生活裡

唐琪／花旗蛋糕創辦人

到健身中心流流汗，來杯有機蔬果精力湯，再來幾粒膠原蛋白和卵磷脂，已經成為許多人的生活方式，大家都在追求健康，從林立的有機飲食店、健身俱樂部看來，健康訴求已成為最大商機。

我與郭老師夫妻是相交多年的好友，他們兩人對於健康養身的推動不遺餘力，而我身為好友之便，得到許多好處：平日偶有的小病痛、喉頭乾乾癢癢的、更年期來臨的身體不適，或只是想燉個藥補雞湯，這些疑難雜症只要一通電話撥過去，體貼的郭老師就把已精心調製的食膳煲好送來，我吃在嘴裡、暖在心裡，當然也補到骨子裡。

談起藥膳，總是讓人覺得好像得花大功夫，燉出來的藥湯也好似苦味十足，實則不然。郭老師的藥膳非常生活化，也很簡單易做，她能將食材的藥性充分發揮，就如同烹煮三餐一般，不需大費周章。煮雞湯時加入一些紅棗、枸杞；滷蹄膀時多添一味花生與大蒜；或是以多種蔬菜去熬煮的南瓜湯，都具有特別的食補效益，家人吃了更健康。

而原來，所謂的藥膳就在日常生活中，平常就把自己與家人照顧好，病痛自然不會來。

現在他們夫妻倆聯手出書，從李醫師中醫的角度來教大家簡單看氣色找病痛，再配合郭老師的簡單食補療法，擺脫過往藥膳飲食給予人口味單調、口感不佳的印象，相信對講求養生藥補的大家都很有幫助呢！

望診保健治未病

文／李家雄醫師

　　望診是我國幾千來以來，眾多醫者臨床經驗的累積。有謂：「望而知之者為神」，神醫難為，可見望診是中醫望、聞、問、切四診中最不容易的。但，臉色會説話，五官會傳神，臉部望診也是最能洞察病機的，最能掌握病情的；因為相由心生，內在五臟六腑的病理變化或是心理遞換，終會表現在臉上相關的區域。

　　個人多年來浸漬於《黃帝內經‧素問靈樞》等醫學聖典中，一日不敢鬆懈，加上看診經驗與心得，深刻體會到健康要靠自己經營，身體要在平日保養，雖説千金萬金也難買早知道，但自我望診五官氣色治未病，絕對不是神話，預防勝於治療，這樣的保健養生觀念是你我都該早知道的！

　　有鑑於此，多年來在從醫看診之同時，也不斷自我鞭策，致力於寫作著書工作，將個人從多方醫著所得面診知識，結合臨床望診心得，以深入淺出的文體演繹深奧的望診哲學，無非是希望好東西能與好朋友分享，透過察五官知顏色的機制，人人能遠病痛，快樂度一生。

愛己及人 做健康守護神

文／郭月英老師

多年來致力於鑽研，推廣養生藥膳，親身驗證了食療的助益，自己是從紅斑性狼瘡病痛中走過來的，但無暇讓我束手呻吟，也沒空可自嘆自怨，面對眾多需要協助的人，想傳達的理念就是：健康誠可貴，但健康是要投資的。愈早投資，防範疾病於未然，投資報酬率則相對提高，愛自己愛家人，就是要攜手共建健康共造幸福。

每天我們總會多多少少花時間攬鏡自照，您曾定格地看看自己的臉上有無起變化嗎？或許只顧忙著撲粉點胭脂，或是忙於拔除白頭髮，或是在孤芳自賞，但可曾認真地審視五官、觀察臉色呢？

相信有絕大多數的人，會煩惱怎麼顴骨上的黑斑愈沉愈黑？怎麼一覺醒來雙眼皮不見了？或是透露年齡的魚尾紋總是提早報到，其實這些外觀變化，都是體內器官組織或功能狀況有異樣的一種警示訊號，如果您有觀面知病的知識，就能即時進行調整。

調整的方法首先就是可以從飲食管理著手，本書即是以此為出發點，分三大篇章，分述青壯年時期應著重抗老防衰，中老年則要注重養生，而兒童當然要促進成長，藉著不同的面診結果，告訴您如何調配飲食，如何預防病變？如何把自己的健康提升到最上限？希望面診與食療搭配，能讓您邁向健康之道。

{目 錄}
CONTENTS

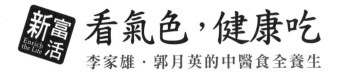

新富活 Enrich the Life

看氣色，健康吃
李家雄‧郭月英的中醫食全養生

16 青壯年篇
吃得好，體格強壯沒煩惱

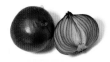

100 兒童篇
補得巧，孩兒長大好健康

132 養生事典
食材養生學 健康齊步走

Physiognomy

{ 面 診 篇 }
Physiognomy

看五官·觀氣色　察健康狀態
中醫面診智慧，制病機先

五官者，五臟之閱也。

從五官形色能閱覽五臟的安危，也就是說可以根據五官的外形和氣色變化，知道內在五臟的健康狀態。這雖是一門深奧的望診學問，但若能掌握其中竅門，就不難自我進行觀病，以對自身或家人的健康做初步的瞭解和評估。

「疾病欲來神色變」，身體的變化過程，無論是從健康到生病，或是由病中將轉而康復，其轉變大多是循序漸進的，而且都有蛛絲馬跡可循，一定會出現某些徵兆，只是這些徵兆有的很明顯，很容易讓人警覺到而即時療治或修正；然而也有的難尋痕跡，或因個人敏銳度不足，而忽略了制病機先，任其惡性發展，直到超出身體極限，但是健康已亮起紅燈。

沒有人不關心自己及家人的健康，從看五官入門，都可以學習到簡易的方法，來觀測健康變化的機轉，並培訓敏銳的觀察力，察覺五官形氣所隱示的徵兆，就能在人未感到不適、健康尚未步向疾病之前，即能掌握「治未病」之先機，及早防治和調整。

認識自己的臉　由五官觀健康

從五官論病狀的基礎論說，是衍釋自「五臟之氣外見於五色，上通於五竅」；中醫認為身體內在的五臟六腑，與外在的五官，以至於四肢、皮毛等是裡外呼應，息息相關的；一旦體內臟腑發生病變，外應的部位自然也會隨之產生變化，所以，可以從五官變化來觀測臟腑病變。

中醫看病以望、聞、問、切四診為主要方法，綜合四診結果來辨證施治，其中「望診」就是醫生以視覺觀察病人全身或局部的氣色或形態的變化，以診斷病源，掌握病情發展趨勢，其中最著重於望診臉部，而臉部望診重點又以五官形色及臉部氣色為主。

望診臉部知病情是有根據的。五臟之氣外應於五竅：鼻者肺之官、目者肝之官、口唇者脾之官、舌者心之官、耳者腎之官。所謂官有「司管」的意思，在臨症運用上可以做一歸納：

肺氣通於鼻，肺臟和順健康，則鼻能聞香臭；肺有病狀則喘息鼻張，影響及呼吸氣息。

肝氣通於目，肝氣順則目清明，目清則能辨五色；肝有病狀則目眥會發青，影響及視覺。

脾氣通於口，脾和順則口唇能納五穀；脾有病狀則唇色發黃，影響及消化吸收功能。

心氣通於舌，心氣和則舌能辨五味；心氣不順有病狀則舌卷短，且顴發赤，影響及話語清晰度。

腎氣通於耳，腎氣足則耳能聽五音；腎氣虛則顴與顏黑，且耳鳴耳聾，影響及聽力。

綜上所論，肝、心、脾、肺、腎各有外應的器官；五臟健康，則五官亦能各司其職，目辨色、口唇納食、舌辨味、鼻聞味，而耳聽音；其中又多因應五行原理，皆以五來意涵眾多的意思，將五臟、五官與氣味、志向及自然環境變化的基本結合，表列對照如下，臨症運用時多方參照此表列內容，更能掌握察顏觀色的要領。

五官	目	舌	口	鼻	耳
五臟	肝	心	脾	肺	腎
五色	青	赤	黃	白	黑
五氣	風	暑	濕	燥	寒
五味	酸	苦	甘	辛	鹹
五志	怒	喜	思	悲	恐

{ 五官觀五臟　示意圖 }

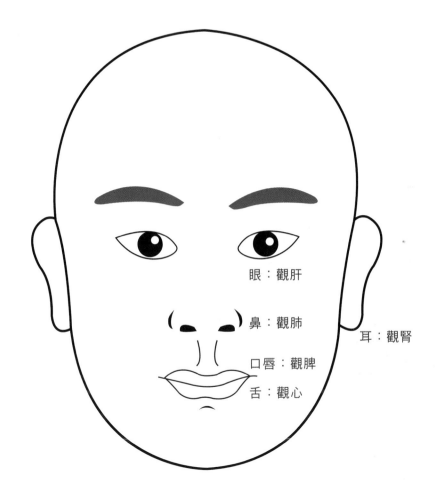

眼：觀肝

鼻：觀肺

耳：觀腎

口唇：觀脾

舌：觀心

從五官觀察五臟的安危，五官表象多反應著長久以來的體質變化。

肺循環失調：呼吸不順暢，鼻息不通　　**脾循環失調**：嘴唇枯黃而灰黯

心循環失調：舌頭卷而短縮　　　　　　**腎循環失調**：耳朵焦枯，且額頭與顴骨黑

肝循環失調：眼眶泛青而黯

觀臉色　辨臟腑之病

有關望診的資訊十分豐富，多元且錯綜，但並不難入門，在醫療專業的領域之外，掌握觀察臟腑安危的大原則，是可以自行學習的，根據前述的對照表歸納判斷，由外觀內，習久自能得心應手，為自己的健康把關。

每個人每天花在照鏡子的時間相當多，從鏡中倒影是否讀到自己的健康指數？

臉色變黑了？鼻頭紅絲愈來愈密，哪裡出了狀況？太陽穴瞬間冒出這麼多青筋？眼眶為何像黑輪？雙唇紅赤腫大？額頭青春痘像雨後春筍，直冒不消！

諸多的狀況一一洩露身體秘密，每一個變化都是一個警訊，提醒你要審視自己的健康了。

同時臟腑互為陰陽表裡，各有對應的部位，但也會互相影響，以下即為臟腑在臉上的對應提挈說明。

肺	兩眉之間觀肺呼吸
大腸	上唇觀大腸消化排泄
心	兩眼之間觀心血管
小腸	鼻頭之上觀小腸吸收
肝	鼻樑中段觀肝排毒
膽	鼻樑左側觀膽消化
脾	鼻頭觀脾飲食消化
胃	下唇及鼻翼觀胃食欲及納食
腎	耳朵及下巴觀腎元氣
膀胱	鼻孔下及鼻孔觀膀胱泌尿

- 眉眼之間反應心肺功能及胸腔循環
- 上下唇合起來觀察腸胃吸收消化
- 鼻樑周圍觀肝膽消化
- 鼻下唇上人中區觀泌尿及生殖系統
- 臉周圍觀腎氣虛實
- 額頭反應內分泌及代謝，也觀察腦神經

再者，上下四肢的狀況，在臉上也是會留下痕跡，畢竟人體的結構與身心表現是可以「分而論之，參而合之」。所有的病變，發展到一定程度，都會交互影響的，不但是器官之間會互受干擾，生理、心理也會負面連鎖；器官組織與皮表、肢節之間也是會彼此牽連的，為了營造更高的健康指標，多認識一個觀病方法，對健康就是多一分保障。

四肢位置	五官vs.器官 對應觀照
上肢	顴骨觀肩膀
	顴骨後方太陽穴之下觀臂肘
	臂肘之下觀手、腕
下肢	牙關（頰車）順下觀股骨（骨盆大轉骨）
	腮幫子前方一整區反應膝、小腿、腳跗
體腔	目內眥（眼內角）觀胸部和乳房
	耳朵前緣沿線而下觀脊背
	全身皮膚反應肺呼吸功能

補充說明：
　　1.肩臂手常是一併表現病狀，反應在顴骨及其後方
　　2.循著耳下到腮的前方，一整區反應下肢

以上是綱要式提列，更細部的觀察與運用，在內文中將依序敘明，並示範適宜的食療膳食，您可以據此做整合性的自我診斷與調整。

{ 五色觀五臟　示意圖 }

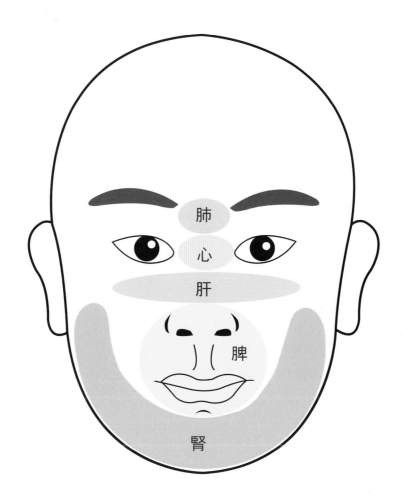

五臟在臉上對應的部位，由其色澤變化觀察相關功能良莠，多呈現近期或現階段的體況。

兩眉之間：肺（包括呼吸系統功能）

兩眼之間：心（包括心血管與心神）

鼻骨與顴骨區：肝（包括肝膽分泌與解毒功能）

鼻頭與雙唇區：脾（包括脾胃納食與消化功能）

臉頰與下巴區：腎（包括腎元氣與泌尿功能）

五色的徵兆：

色青：寒（寒性的體質）

色赤：火（熱性體質或有發炎的狀態）

色黃：濕（汗尿不通暢）

色白：虛（氣血不足，身體微恙）

色黑：髒（新陳代謝與排毒失調）

Prime Age

{ 青壯年篇 }
Prime Age

吃得好 體格強壯沒煩惱
健體強身 新富人生

　　現代人壓力大、作息不正常、外食習慣的養成，讓「疾病年輕化」成為社會普遍現象。其中三十歲以下健康狀態異常者，有愈來愈多之趨勢，許多人雖年紀輕輕，體能及身體狀況都像個中年人，許多老化的徵兆，都提早在三十歲左右出現。

　　以中醫觀點而言，青壯年是人生的尖峰時期，其表現為精力充沛、生氣勃勃、肌肉豐滿強勁、臟腑組織功能協調和反應迅速，工作效率和對周圍環境的忍耐性和適應能力均是最佳狀態。但是，如果青壯年以前的健康狀況不佳，生理發育不健全，加上沒有保健養生，都會使機體早衰老化，甚至人到中年而疾病纏身。

　　所謂「健康就是財富」，有強健的體魄，才有足夠本錢力拚事業，在職場上展現出最棒的工作績效，生活財富自然來，這就是我們一直在推動的「新富活」健康生活意義。由生活保健、飲食藥膳著手，持續規律不間斷，擁有了健康，也就擁有了人生財富！

少年白

核桃黑芝麻奶 滋腎烏髮

年紀輕輕即有白髮，有人說只是長了幾根白頭髮，既不痛又不癢，別理就好，不過少年白可沒那麼簡單，還是多瞭解一些比較好。

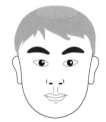

｛少年白｝
出現白頭髮
營養不良
腎氣虛弱
先天遺傳基因不良

李醫師問診 Diagnose

白髮可不是老人專利，有些人年紀輕輕，也長了一堆白頭髮，東方人髮色烏黑，白髮夾雜黑髮間，更覺明顯。

中醫學認為，此現象主要是由於肝腎不足、氣血虧損所致。先天性的少年白頭多與遺傳有關，或也顯示營養不均衡，若缺乏蛋白質、銅、鐵、碘、硫、鋅等元素，都有可能造成白髮叢生；另外，壓力及精神不安或是腎氣虛弱，也同樣可能造成少年白。多補充含蛋白質及銅、鋅、鐵等元素的食物，如黑芝麻、黑豆、何首烏等，可加深頭髮的著色及潤澤度。

郭老師廚房 Cuisine

|| 核桃黑芝麻奶 |

中醫認為「發為血之餘」、「腎主骨，其滑在發」，發即指頭髮，說明多吃養血補腎的食品可烏髮潤髮。為了防止少年白頭，在飲食上應多攝入含蛋白質和鐵、銅等的食物，可促進黑色素形成，也能促使色素持續沉著。

核桃富含亞麻油酸，能補腎健腦、補中益氣，是理想的髮膚美容物，經常食用能潤肌膚、烏鬚髮；黑芝麻的維生素E和鐵質都非常豐富，有延緩衰老、滋潤五臟、強健筋骨、生髮烏髮等作用。

核桃與黑芝麻同作飲品湯奶，更能補腎養血、安神健腦、防範白髮。

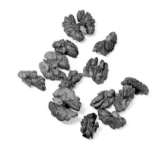

|| 營養保健 |
核桃乃「腎之果」，尤其核桃仁外形類似人腦部形狀，有「以形補形」的補腦作用。

1. 核桃含有多種維生素及礦物質。核桃的高脂質可以促進人體對脂溶性維生素如維生素A及E的吸收與利用，有效發揮抗老防衰、烏黑鬚髮之效益。

2. 核桃含有鐵、鋅、銅、鎂、磷等礦物質，可促使髮中黑色素持續沉著；而且，其中鈉的含量相當低，很符合現代飲食低鈉的健康訴求。

3. 核桃還含有很多種相當微量的「微營養素」，某些微營養素具有抗氧化、防止細胞老化、增強免疫力、抑菌、抗腫瘤等效果。

核桃黑芝麻奶

|| **材　料** | 核桃10粒　黑芝麻粉兩大匙　鮮奶300 cc
|| **調味料** | 冰糖1小匙

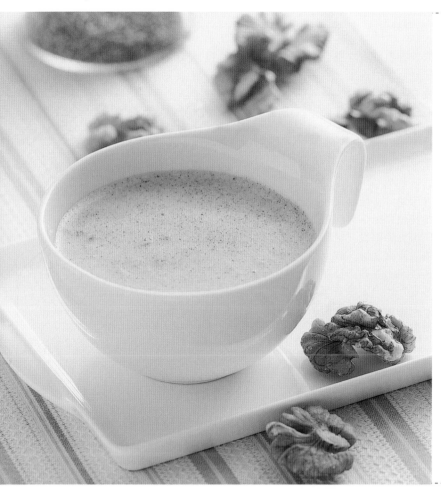

食療事典

核桃，原名胡桃，含有豐富的蛋白質、脂類、糖類、纖維素、維生素及無機鹽等六大營養要素，不但能潤膚、美容，最新研究還發現，常吃核桃能夠補腦、增強腦力、延長記憶力，同時還有烏髮、使髮絲光潤的作用。因為「發者血之餘」，血旺則髮黑；核桃中還富含多種維生素、礦物質及油脂，可以提高肌膚的生理活性，是人體的美容佳品。常吃還可以減少腸道吸收膽固醇、保護心血管，對預防冠心病、中風、老年癡呆、潤膚黑髮等頗有神益。

|| **作　法** |

1. 將核桃與鮮奶入果汁機打碎。　2. 將1.入鍋中加入黑芝麻粉及冰糖，用小火煮，邊煮邊和勻，待冰糖溶化、鮮奶滾了即可。

印堂發黑
大蒜雞湯 補氣養身

兩眉頭連線的上方為印堂穴區，是人精神凝聚所在，氣色美則神氣爽、身心健康，精、氣、神十足，好運當然跟著來！

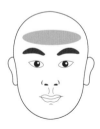

{印堂發黑}
氣血運行不順
印堂緊縮
形成皺紋
色澤黯濁

李醫師問診 Diagnose

印堂穴區為肺臟之聚氣處，若出現印堂發黑的現象，往往是頭痛、暈眩、鬱悶怒躁或是久病不癒、心血管突發嚴重病變，致使內分泌嚴重失調的表徵。而一個人若缺乏信心及鬥志，則臉上氣色自然不佳，沒有神氣，印堂發黑也在所難免。

按摩印堂穴，配合眼睛四周，以手指指腹作上下方向輕彈及按摩，印堂上的皺紋、斑點或暗沉色澤得以淡化消除，取而代之的光澤將展現。在輕彈按摩時，中指要能靈巧地向上順勢帶動至印堂上方，用節奏性的手勢按壓，可以安心寧神、強化意志。

郭老師廚房 Cuisine

‖ 大蒜雞湯 ‖

此道湯利用大蒜與雞肉來燉煮，除了取材營養豐富的雞肉以外，更借重大蒜的排毒、殺菌功能，刺激新陳代謝，幫助恢復體力，並預防流感。

雞肉的肉質細嫩、滋味鮮美，適合多種烹調方法，加入去掉外皮的大蒜一起烹煮成湯，營養價值高，有滋補養身的作用。而大蒜含有蛋白質、脂肪、糖、維生素B、C以及鈣、磷、鐵等礦物質，其藥用功能主要在於大蒜素，具強烈的殺菌作用，能殺滅潛藏的各種細菌，並能延緩細胞老化速度；大蒜中的蒜辣素又可刺激胃液分泌，增進食欲，幫助消化，讓人胃口大開。

‖ 營養保健 ‖

大蒜性溫、味辛辣，具有下氣、除風、破冷、解毒、散癰等功效，《本草綱目》中也有大蒜治腹瀉、暴痢、吐血水腫等疾病的記載。

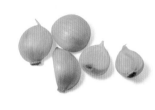

1. 大蒜中所含的大蒜素，具有殺菌、抗癌等作用，經常食用大蒜，既能降低血脂，又可以補充微量元素硒，對預防和治療心血管疾病非常有益，也有助減輕糖尿病病情。

2. 大蒜含有豐富的碳水化合物，較少的蛋白質，幾乎不含脂肪，而且富含鉀和磷等礦物質。多吃大蒜可以幫助人體吸收維生素B1，促進毛細血管擴張、血液循環順暢，自然能消除血栓、預防動脈硬化，還能增強腸胃和心臟功能。

大蒜鷄湯

||材料|
大蒜15粒、雞腿1隻

||調味料|
鹽2小匙

||作法|
1.雞腿洗淨切塊,入沸水中汆燙,取出沖淨瀝乾。 2.大蒜剝去外皮,洗淨。 3.將1、2.加五碗水煮,待大火煮開後,轉小火慢煮25分鐘,加鹽調味即可。

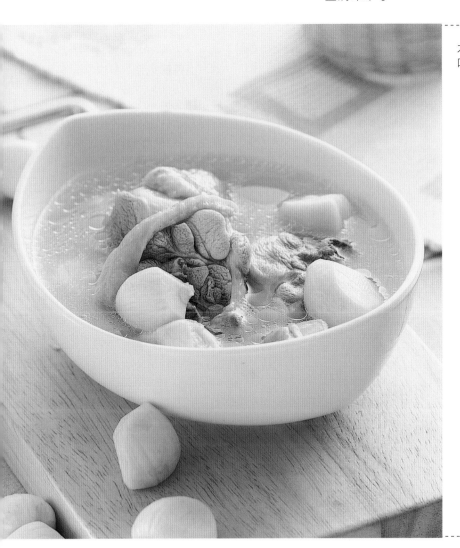

食療事典

大蒜與蔥、薑、韭、薤合稱五辛,是烹調料理不可或缺的香辛佐料,既可調味,又能防病健身,常被人們稱為天然抗生素。中國傳統食療中,大蒜入味可除風邪、殺毒氣、與維生素B1結合,增進腸道蠕動、幫助排便、減少疲勞。大蒜還具有強烈的氧化還原作用,提高好的膽固醇,因此被認為可以助陽補腎、增進活力。大蒜雖好,卻不宜多吃,食用後若覺得胃部發熱、口渴,則表示已經食用過量,應減少服用量或乾脆不吃。

額頭長青春痘
冬瓜排骨湯 排尿順暢

青春痘是一種痤瘡，只要青春不要痘，但它不是只在青春期才發生，發生原因很多如脂肪分泌過多、內分泌因素、衛生問題、情緒障礙、飲食習慣等都是肇因。

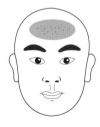

{額頭長青春痘}
內分泌循環失調
運動不足
汗尿不暢
過度冷飲

李醫師問診 Diagnose

額頭又稱天庭，若是額肌結實、紋理清晰、光亮少痘疤，表示內分泌調和、頭腦清晰；反之，額色燻黑、青春痘叢生，則內分泌易失調、汗尿不通暢，也透露出思緒紊亂、漫無條理。

青春痘外在上是屬於皮膚病的一種，根據中醫「臟象學說」，皮膚屬於肺的外應組織，肺氣虛實寒熱失調，也會導致長青春痘，辨證清楚，對症處理就能治理。

痘子長在額頭，與代謝及循環系統都有關，勞心傷神、腦力衰弱、睡眠不足、運動不足都影響代謝循環，應養成早睡早起的習慣，睡眠要充足，多喝水，並要戒掉暴飲暴食的壞習慣。

郭老師廚房 Cuisine

‖ 冬瓜排骨湯 ‖

冬瓜排骨湯是一道既清補解熱、又風味特別的湯品，排骨、薑、冬瓜的組合，很家常、很平易，但小兵立大功，食療效果絲毫都不含糊。

冬瓜水分多、熱量低，有清熱解暑、利水除煩良效，無論炒食、做湯、生醃都各具風味；而且全部瓜體都是寶，皮、籽子也都可入藥。中醫學認為，冬瓜味甘而性寒，有清熱除濕、消炎解毒、清降胃火及利尿消腫之功效；以食療食補作用而言，調理得宜，就能取瀉熱之長效，而消痘疹、平復青春痘。

‖ 營養保健 ‖

冬瓜性微寒，能消暑解熱、利尿消腫、生津止渴、解憂除煩，對痰積、痘瘡膿腫、口渴不止、痔瘡便血、腳氣浮腫、小便不利、暑熱難消、中暑昏暈等現象有效。

1. 冬瓜含有多種維生素和礦物質，所含營養成分可促使體內碳水化合物的消化，將澱粉、糖類轉化為熱能，而不變成脂肪，不會造成體內脂肪堆積。

2. 烹煮冬瓜為保留更完整的清熱利尿、消炎除痘的效果，可以連同瓜皮及籽子一道煮，只要將外皮上的粉霜刷洗乾淨即可。

冬瓜排骨湯

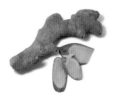

|| **材 料** | 冬瓜1段　排骨半斤　薑1小段　　　|| **調味料** | 鹽2小匙

|| **作 法** |

1.冬瓜去皮、去籽（也可保留皮、籽），洗淨、切塊狀，薑洗淨切片。　2.排骨洗淨切塊，入熱水中汆燙，取出用清水沖淨、瀝乾。　3.將1.、2.加六碗水用大火煮開後，轉小火慢煮25分鐘，加鹽調味即可。

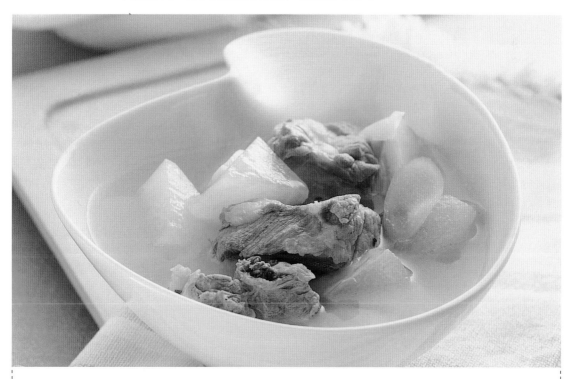

食療事典

冬瓜有清淡爽口、軟潤甘甜之特質，含有較高的維生素C，是很受喜愛的夏季時令蔬菜，虛寒體質、大病初癒、久病未癒，或腸胃炎症腹瀉之際都不宜多吃。冬瓜具有袪濕消腫、清熱解毒等作用，熱性體質的人多吃，可調節代謝平衡，使人免生疔瘡痘疹；並能降低血壓、抗多種文明病，對於動脈硬化、冠心病、高血壓、糖尿病、水腫腹脹等疾病，有良好的食療效果，也解腎臟病水腫、孕婦水腫。多吃還能去掉體內過剩的脂肪，是營養過剩者的理想蔬菜。

太陽穴青筋多
鹹菜炒筍絲 開胃定情緒

太陽穴區泛青、青筋明顯浮現，常常會胃口不佳、覺得胃部不舒適，也表示壓力大、情緒多起伏。

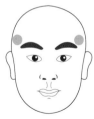

{太陽穴青筋多}
口苦澀　胃不舒服
覺得壓力大
脾氣不穩定

李醫師問診 Diagnose

青筋又稱靜脈血管，當靜脈血液回流受阻，壓力增高時，青筋常會在人體表面凸起、曲張、變色等。為什麼血液回流會受阻呢？常是體內有積滯、淋巴循環不暢、代謝廢物無法排出，導致其他系統都受影響，青筋就逐漸明顯。

太陽穴有青筋凸起，反應腦動脈有硬化傾向，青筋變成紫黑色當要留意有中風的危險性。太陽穴暴青筋，也是勞心勞力、緊張壓抑的累積，表示長期以來的身心壓力都無法釋放，自然令胃不舒坦，脾氣也變暴躁。積滯越深，健康就越脆弱，甚至發生腫瘤，或得躁鬱症，不可不通。

郭老師廚房 Cuisine

‖ 鹹菜炒筍絲 ‖

當胃不納食、沒有食欲時，推薦這道鹹菜炒筍絲，酸鹹香脆的鹹菜與帶點酸甜的筍絲互相搭配，保證可以大開胃口，並緩解胃的不適感。

鹹菜也有人稱酸菜，但不同於酸白菜，是本省客家飲食文化中不可缺的要角。鹹菜是選用不結球芥菜，經過曝曬、加鹽巴醃漬而成的，其味道鹹中帶酸，口感脆嫩，香氣撲鼻，味美甘醇，可以刺激胃液分泌，開胃提神，醒酒去油膩；不但能增進食欲、幫助消化，吃了還可以令人產生滿足感，讓心情也開朗起來。

‖ 營養保健 ‖

鹹菜是芥菜類醃製菜，炒食、煮湯、燉滷都可教人食指大動。

1. 鹹菜（酸菜）性平，味鹹、酸，含鈉鹽，可協助神經和肌肉之正常運作，極適合運動員、勞動族群等大量流汗、體力消耗多的人食用，協助維持體內電解質平衡，並快速消除疲勞。

2. 鹹菜的質地緊密、膳食纖維多，具有養胃通便，開心除煩之效，能促進腸蠕動、防止便秘、解肉類油膩。

3. 但醃漬物含有高鹽分，鹹菜也不例外，有高血壓、血管硬化、心臟病的人應少吃，以限制鹽的攝取，腎臟病者則不宜食用。

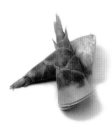

鹹菜炒筍絲

|| 材 料 | 鹹菜葉2片　　綠竹筍1支　　紅甜椒1/4條　　|| 調味料 | 鹽1小匙

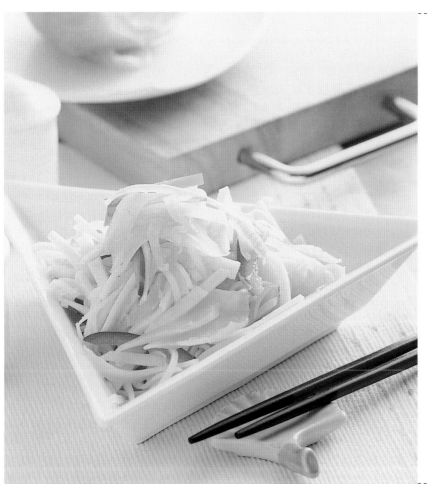

食療事典

鹹菜是世界三大醬醃菜之一，具有製作簡便、風味美好、食用方便、不限時令等優點。鹹菜不僅是佐餐佳品，而且有保健作用，鹹菜中富含膳食纖維，能增進腸胃消化，緩和胃部的不適感；同時，鹹菜和竹筍都富含纖維質，吃了易生飽足感，可減少其他食物之攝取量，並吸附腸道中之油脂，對瘦身也不少助益。

|| 作 法 |

1.竹筍剝去硬殼、去掉頭粗部、洗淨切細絲。　2.鹹菜清水洗淨切細絲、紅甜椒洗淨去籽切細絲。　3.熱油鍋，先入竹筍絲炒，加入二大匙水，小火燜煮5分鐘，待筍絲熟後，加入 2.拌炒，再酌加鹽調味續燜2分鐘即可。

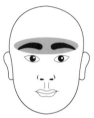

眉頭濃眉尾稀

黑豆杜仲棗雞湯 補足精氣

眉毛反應健康,一般而言,眉濃鬱,健康有活力;眉稀疏,多病或久病。眉毛與健康息息相關,不要再為了漂亮而拔眉毛了。

〔眉頭濃眉尾稀〕
做事有頭無尾
後繼無力
腎機能動力不足

李醫師問診 Diagnose

觀察眉毛的粗細、長短、色澤及眉宇間距,可以了解人的體質強弱及性格傾向。眉毛濃密者體質較強、精力充沛;眉毛疏淡者,體質多弱、精力低落。

中醫學認為,眉毛的濃密與人的氣血循環及腎氣強弱有關:眉粗濃黑者,氣血旺盛、身強力壯,腎元氣較充足;眉毛淡疏易落者,氣衰血虛、體弱多病,腎氣也較微弱,經常腰痠背痛、手腳冰冷。四十歲以後,眉尾逐漸掉毛為自然老化現象,未滿四十歲者,則屬早衰。

郭老師廚房 Cuisine

‖ 黑豆杜仲棗雞湯 ‖

黑豆杜仲棗雞湯,是一道滋補潤氣又養腎的美味湯品。

根據中醫理論,五色入五臟,其中黑色入腎臟;豆乃腎之穀,所以黑豆補腎,能調補腎虛。人的老化往往先從腎機能開始顯現,因為腎臟為人體先天之本,要防老抗衰,延緩老化,留住活力與精力,首重於滋補腎元氣。

本道雞湯另一個重點藥材是杜仲。杜仲為滋補肝腎良藥,能強筋健骨、止腰痠背痛、膝腳痠軟,具有良好的滋養、強壯效果。

加入紅棗和雞肉燉煮,整合藥效,補充多種有益成分,可謂是營養均衡。

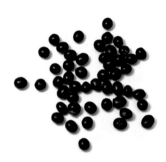

‖ 營養保健 ‖

中醫食療以黑豆入藥,顯示黑豆在大豆族群中有較優勢的袪疾保健功能。杜仲則是補陽良藥,善於調補肝腎不足。

1. 黑豆含有豐足的大豆磷脂,能強化腦細胞及神經系統功能,健腦益智,防止大腦提早老化而遲鈍或癡呆,並能保持血管彈性以及預防脂肪肝。

2. 黑豆含有多種人體所需營養素,所含黃酮類物質,有雌激素作用,多食用能補腎益精、烏髮美容,並緩和婦女更年期的不適症。

3. 杜仲可調理中樞神經、免疫系統、內分泌系統與泌尿系統等,治肝腎不足所致之腰膝痠痛、膝腳乏力。

黑豆杜仲棗鷄湯

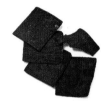

|| 材　料 || 黑豆2兩　杜仲5錢　紅棗8粒　雞腿1隻
|| 調味料 || 鹽2小匙　料酒1大匙
|| 作　法 ||

1.黑豆在乾鍋中炒至微裂、熄火。　2.雞腿洗淨，入熱水中汆燙，取出再洗淨瀝乾。　3.杜仲、紅棗清水沖淨。　4.將1.、2.、3.加五碗水煮，以大火煮開後，轉小火煮30分鐘，加調味料和勻即可。

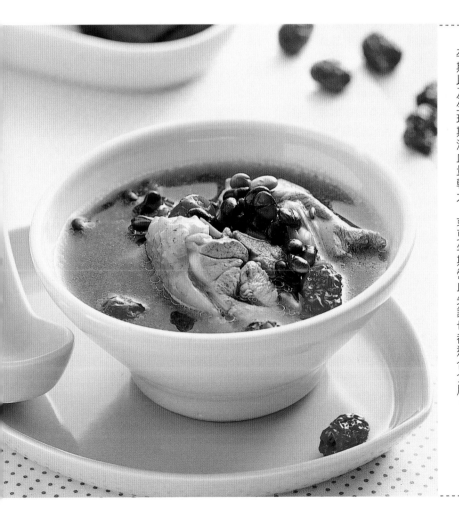

食療事典

黑豆有補腎強身、補血活血、利水解毒的功效，是最補腎氣的豆類，適合腎虛者食用。黑豆含有高達近50％的蛋白質，是豆中之冠，比一般瘦肉、牛乳、雞蛋還要高，經常食用，對健康加分越多。黑豆的含鐵量也比一般豆類多，能防治缺鐵性貧血，令人精力充沛，促進免疫系統發揮最大的效益。腎氣虛弱，常有氣無力提不起勁，做事虎頭蛇尾，黑豆就有提振效果。婦女懷孕期以及生理期流血量較大，或更年期營血失調也都適合食用。

兩眉間毫毛多
酸辣湯 心情開朗

常感覺胸悶、呼吸不順暢，除了代表可能胸腔內臟出問題外，也與個人心性息息相關，若能改變生活習慣，配合醫師處方，大多能獲得改善。

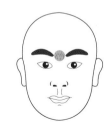

〔兩眉間毫毛多〕
胸腔不舒爽
多思多慮
內向壓抑

李醫師問診 Diagnose

兩眉詮釋人生性之剛柔、進退，並反應人體機能運作之盛衰，在這裡，我們以中醫理念來看眉間毫毛所代表的生理與心態。

兩眉逼近且雜毛叢生，心情多鬱悶壓抑，容易有胸口悶痛、呼吸不暢，呼吸系統容易受感染或出現過敏現象；雖然心思細膩，但卻保守壓抑、躊躇不前、決斷力差，反應出肺魄力不足、肝肺循環不暢。

建議抬頭挺胸，心情放輕鬆，凡事樂觀以待，否則呼吸不順及胸悶現象只會日趨嚴重。

郭老師廚房 Cuisine

‖ 酸辣湯 ‖

酸辣湯是最能引起食欲的藥膳，很家常但食補效益不小：豆腐抗老防衰、健腦潤膚、降膽固醇；豬血補血、防治缺鐵性貧血；大白菜除煩解憂、潤腸排毒、清熱利尿；黑木耳活血駐顏、清胃滌腸、預防血栓；胡蘿蔔抗癌防病、維護眼睛、調降血壓；豬肉養血生肌、滋陰潤燥、補養體能；雞蛋補氣益血、強化記憶。

綜合以上療效之外，本湯品用白醋與白胡椒調味，能提振食欲，並促使發汗去肺胃之濕寒，食後令人呼吸順暢，快樂心情油然而生。

‖ 營養保健 ‖

醋味酸、性平，能消磨食積、開胃助食，並散淤血、解毒。

白胡椒性熱味辛，能溫中散寒、醒脾開胃、幫助消化。

1. 醋能祛腥羶，增添食物的甘美，並能軟化骨頭，增加鈣質的被吸收率；還能消除疲勞、提升睡眠品質。

2. 醋會刺激唾液和胃液分泌，促進食欲，幫助消化吸收；並能調降血壓和膽固醇，維護血管健康。

3. 白胡椒藥用，溫胃散寒、治風寒感冒，尤對胃寒、肺寒療效更明顯；用來調味可刺激食欲開胃口，又因具特有芳香，有助於開朗，轉換心情。

酸辣湯

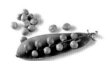

|| 材 料 |

豆腐半塊　大白菜1/4顆　黑木耳1片　胡蘿蔔1段
蛋2顆　肉絲2兩　豌豆仁1大匙　豬血1塊

|| 調味料 |

白醋半碗　鹽2小匙
白胡椒粉1小匙
太白粉1大匙

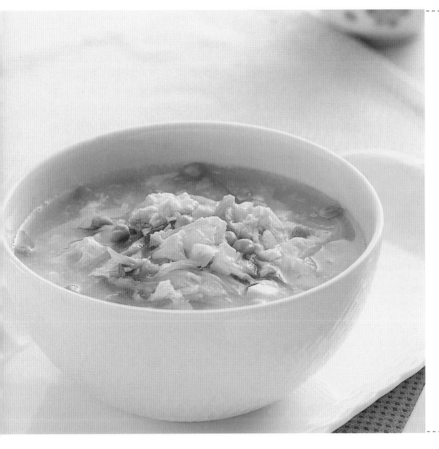

食療事典

白胡椒含有胡椒鹼、揮發油、粗脂肪、粗蛋白等，可改善消化不良、食欲不振，亦能減緩風寒感冒痰稀白、肺寒久咳難癒、輕症腸胃炎、和風濕痹痛等症。習慣性肚子痛腹瀉，或吃到涼性食物就胃痛腹瀉，都是肇因於腸胃虛寒；以及遇到冷空氣就不斷打噴嚏，或常鼻子過敏，或習慣性乾咳，這是肺呼吸道虛寒現象，可在膳食中加點胡椒，可以散肺胃寒氣、溫補脾胃，也能發揮維護呼吸系統之作用。

|| 作 法 |

1. 大白菜、黑木耳、胡蘿蔔皆洗淨切絲、太白粉加二大匙水和勻。　**2.** 蛋入碗中打勻、豆腐切絲、豬血洗淨切絲。　**3.** 鍋中五碗水，先入大白菜、黑木耳、胡蘿蔔同煮至滾，轉小火續煮15分鐘。　**4.** 再依續下肉絲、豬血絲煮滾後，加入醋與鹽調味，再放豌豆仁煮滾一下，淋上蛋汁，淋上太白粉水和勻，盛入碗中撒上白胡椒。

兩眉間窄

山藥炒時蔬 益氣潤肺

由眉看心肺,兩眉間的寬窄對應心性,寬者磊落,窄者憂慮;眉間色清肺性良,黯淡污濁則呼吸不暢。

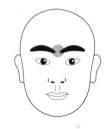

〔兩眉間窄〕
心胸狹窄
斤斤計較
易胸悶氣短
呼吸道不順暢

李醫師問診 Diagnose

衡量兩眉之間的距離是相對性的,即使稍小,也不表示心肺功能一定有障礙,只要眼眉比例協調勻稱,都屬正常!

兩眉太近,眉間雜毛叢生,多鬱悶不開朗,容易出現胸悶胸痛、呼吸困難,甚至支氣管有慢性發炎狀態。心思縝密,考慮周延,但卻拿不出魄力以付諸行動,這與肺氣鬱抑、呼吸不暢有關。

兩眉開闊者心胸多開朗,肺呼吸系統流暢,兩眉愈開者,心智愈聰慧,這和健康的心肺循環是相吻和的;但是寬闊的不成比例也是其他病態的表象。

郭老師廚房 Cuisine

|| 山藥炒時蔬 |

被稱為「食物藥」的山藥,無論入藥或是作為糧食、蔬菜都合宜,是養生食療的重要食材,對健康補益效果多,能調節生理機能、增強身體素質,用來調養病後虛弱、婦女產後補養,以及強健小孩體魄都適合。

山藥炒時蔬,提供許多人體必須的營養要素,補肺益腎,提振精氣神,能通暢呼吸道,治療氣管炎,紓解胸悶氣短的不舒服感。

|| 營養保健 |

山藥具有健脾補肺、固腎益精、脫敏消炎等多種功效,是物美價廉的高營養品。

1. 山藥有零脂肪、高黏蛋白之特質,並富含澱粉酶、多酚氧化酶、游離胺基酸等成分,滋補作用強,能防止血管中脂肪沉積,促進膽固醇的排泄,維持動脈血管的彈性,並延緩細胞老化,抑制癌細胞,提升免疫功能。

2. 山藥含有黏液多醣類物質,如與無機鹽相結合,可以形成骨質,並使軟骨具有一定的彈性,預防骨質疏鬆及退化性關節炎提早來報到。

3. 山藥還可以調節生殖系統、消除疲勞、緩和更年期障礙。

山藥炒時蔬

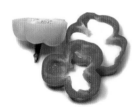

| 材　料 | 山藥1段　香菇2朵　蘆筍5枝　玉米筍3枝 |

| 調味料 | 鹽2小匙 |

| 作　法 |

1.山藥切去外皮、切片狀，香菇去蒂洗淨、切小塊。　2.蘆筍切去粗頭部、洗淨切小段，玉米筍洗淨、斜切段，紅椒洗淨切條狀。　3.油鍋熱，入1.、2.加一大匙水及鹽炒勻，蓋鍋約2分鐘，待香菇熟即可。

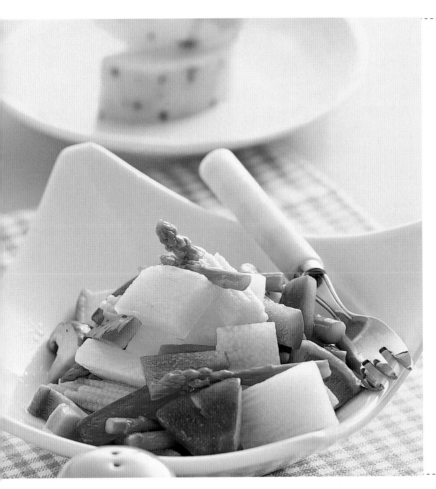

食療事典

山藥別名淮山、薯蕷，其性味平、甘，《本草綱目》記載，山藥有：「益腎氣，健脾胃，止泄痢，化痰涎，潤皮毛」之功效，自古即被廣泛地作為醫療補虛品。山藥含有合成性荷爾蒙的成分，有滋陰補陽、益腎澀精、增強新陳代謝的功效；山藥還可增加體內T淋巴細胞，提高機體免疫力，抗老防衰，經常食用，能改善消化吸收功能，調整體內營養分佈，進而增強體質，延年益壽。山藥含有一定量的膳食纖維，吃了會產生飽足感，從而控制食欲，發揮減重瘦身效果。

看氣色 健康吃 Enrich the Life

左眉頭眉毛開花

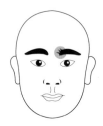

〔左眉頭眉毛開花〕
心有餘而力不足，徒
有企圖心，但行動力
與實踐力薄弱

紅燒豬腳 強筋壯骨

左眉眉形與個人心性相關，也
與心肺功能相繫，常覺胸悶、
呼吸不暢，要多注意胸腔內臟
的健康問題；調整生活習慣，
配合醫師處方，多能改善。

李醫師問診 Diagnose

兩眉平直且毫毛柔順的人，上
半身的循環功能優於下肢體，一
旦有病變，較多偏下肢的毛病，
這與膀胱經脈循環受阻，會影響
及下肢有關。

眉頭的毫毛順暢，頭部頸項的
氣血循環順暢，腦緒較清晰；如
果眉頭的毫毛往上揚呈開花狀，
個性多憨直，但要多留意膀胱功
能，以免有膀胱漏尿的問題。

儘量少食用容易酸敗的飲食或
酒類，以維持正常的尿液過濾及
排尿功能。

郭老師廚房 Cuisine

‖紅燒豬腳‖

現代營養科學研究技術，充分
發揮藥膳的功效；隨著現代科
技的進步，營養學的研發成果有
大躍進的突破，許多食物的成分
及功用得到了進一步的驗證與闡
明，利用不同的烹調技巧，藥膳
的效能也大大的提高。

例如對豬腳的認識，以往只知
其營養豐富，經現代的營養分
析技術，明白它還含有豐富的蛋
白質、脂肪、膠原蛋白等，常吃
豬腳可以使肌膚細胞增強保濕效
能，延緩老化速度，讓皮膚顯得
豐滿光澤，跟細紋說拜拜。紅燒
豬腳味道香濃，肥而不膩，多食
能夠強身健體、強筋壯骨。

‖營養保健‖

豬腳兼具美味與營養價值，是國人應用最普遍的肉類。

1. 豬腳的營養成分豐富，蛋白質、脂肪不缺席，而脂肪的主要成分是能抗
   老防衰、增強細胞生理代謝、延長細胞生命的膠原蛋白。

2. 豬腳有強筋健骨、壯腰補膝、滋補腎水、充盈胃液的作用，可以改善經
   常性的四肢疲憊乏力、腿部抽筋、痠痛麻痺等；並有助成長發育及轉
   骨，減緩婦女骨質疏鬆的速度。

3. 豬腳含大量膠原蛋白，有益細胞組織，但脂肪含量較高，有肝膽疾病、
   高血壓、血管硬化及肥胖者要少吃。

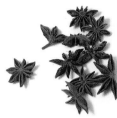

紅燒豬腳

|| 材　　料 | 豬腳1隻　　八角茴香5粒　　大蒜10粒
|| 調味料 | 醬油5大匙　　糖2大匙　　料酒3碗

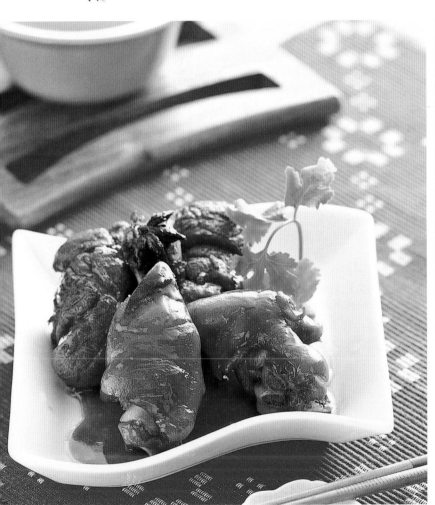

|| 作　　法 |

1. 豬腳洗淨，入熱水中汆燙，取出再洗淨瀝乾水分。　**2.** 大蒜剝去外皮。　**3.** 將 1.、2.加調味料紅燒，煮滾待酒精揮發後，再加入一小碗水，以大火煮開後轉小火續滷40分鐘即可。

右眉頭眉毛開花
糖醋鳳梨雞 激發鬥志

眉毛向來為人所忽略，其實眉毛長在臉上的功用除了有保護眼睛、不讓汗水直接流入雙眼的功能外，也能觀察一個人的遺傳及荷爾蒙分泌的功能。

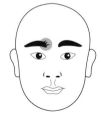

{右眉頭眉毛開花}
企圖心強、人際關係得心應手，但心虛不夠熱忱

李醫師問診 Diagnose

好的眉型長短要適中、濃疏要一致，還要烏黑亮麗、根根井序，雙眉之間的距離也不宜太遠或太近。雜毛叢生的雙眉不但性格多疑、有志難伸、不易放開心胸，還會影響身心健康。

依據中醫學面診，眉毛為膀胱經脈的起點，膀胱又與腎臟互為表裡，如果腎上腺皮質素或甲狀腺分泌功能減退或異常，眉毛便容易脫落變得稀疏，這就顯示腎精氣不足。如果右眉頭毛狀似開花，表示有衝勁、樂觀積極。

另外，濃眉的人雖然身體強健，但也別因企圖心強，而過度操勞疲累，影響肝功能。

郭老師廚房 Cuisine

|| 糖醋鳳梨雞 |

食物帶來的快樂，不僅是生理現象，更有心理層面的滿足。當感覺內心虛空、缺乏熱情時，食用這一道酸酸甜甜的糖醋鳳梨雞，可以激發機體能量，讓人心情愉快起來。

常食用的黑醋或白醋，都有豐富的礦物質、多種胺基酸、水溶性纖維質、多種維生素，對人體健康有相當重要的作用。醋能提高肝臟的解毒功能，改善體內環境，建議失眠、情緒低落、容易疲勞的人常食。

而另一個主角則是鳳梨，也是採其酸味來解肝鬱，讓人有積極向上之改變。

|| 營養保健 |

滋味酸甜的鳳梨含豐富維生素B1、B2、C、胡蘿蔔素、菸鹼酸、多種礦物質和有機酸及酵素等，可生津止渴、消除疲勞、增進食欲幫助消化。

1. 鳳梨含有能分解肉類蛋白質的酵素，有幫助消化和吸收的功能；並能溶解血凝塊，改善局部的血液循環。

2. 鳳梨含有菠蘿蛋白，對於由血凝塊導致的冠狀動脈和腦動脈血管栓塞引起的高血壓病具有緩解作用。菠蘿蛋白還能消炎、利尿，加速組織瘉癒和修復。但有過敏體質的人吃了會引起中毒，稱為「菠蘿病」，不可不留意。

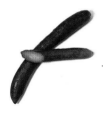

糖醋鳳梨鷄

‖ **材　料** ‖ 雞胸肉6兩　鳳梨1/6塊　小黃瓜1條　洋蔥1/3粒　紅椒1/4粒

‖ **調味料** ‖ 白醋2大匙　醬油1大匙　糖1大匙　太白粉1小匙

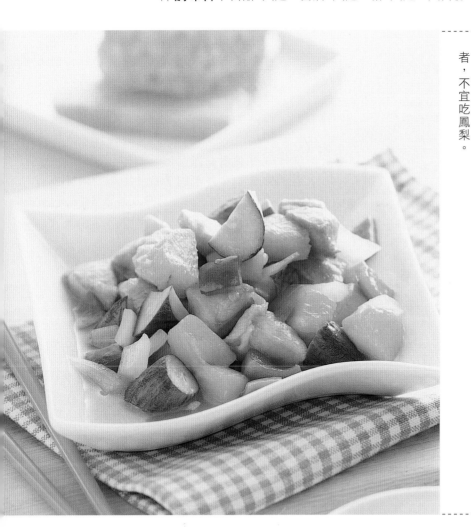

食療事典

鳳梨性平、味甘，具清熱解渴、消食止瀉的功效，並能提神醒腦、激發志氣、令人產生愉悅的感覺，不過，皮膚有濕疹或瘡癤的人不可食用，會加重病情。鳳梨中的鉀含量也不少，加上濃郁的芳香風味，適合高血壓患者做為烹煮食物的調味劑，以減少鹽用量。鳳梨為具有健胃助食的果品，可生吃亦適合入菜，但所含菠蘿蛋白能溶解纖維蛋白和酪蛋白，故胃潰瘍、腎臟病和凝血功能障礙者，不宜吃鳳梨。

‖ 作　法 ‖

1. 雞胸洗淨、切小塊，加入醬油及太白粉抓勻。　2. 鳳梨切塊狀，小黃瓜洗淨、切去頭尾、切小塊，洋蔥、紅椒洗淨切丁狀。　3. 油鍋熱，先入1.炒至雞丁微熱、再入2.，續入白醋、糖及1大匙水炒勻，待雞丁熟嫩即可。

眼紅絲 干貝香菇雞湯 減壓力

【眼紅絲】
眼睛紅腫痠澀
視線模糊
分泌物多
出現血絲

現代人的生活壓力大，如果沒有適時紓解緊張情緒，很容易造成生理負擔，經常補充維生素B群，可以平靜情緒，對抗壓力。

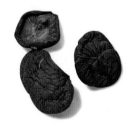

李醫師問診 Diagnose

眼睛會出現紅絲或充血，主要原因是肝火太過旺盛。

心慌意亂、思慮過多、勞傷心疲、熬夜晚睡、長時間看電腦用眼過度、睡眠品質不良或是壓力太大、生活不規律，都會導致眼睛充滿血絲。中醫有「肝主目」的說法，由於肝氣虛、肝火旺而無法疏通，影響到氣血循環、精神協調、消化吸收等功能活動的結果。

對付「肝火」，最重要的是要保持健康的心態，遇到煩心事要懂得放輕鬆，適時自我調適，力求轉換情境；飲食宜清淡，少吃辛辣的食物，同時擁有充足的睡眠也很重要。

郭老師廚房 Cuisine

‖ 干貝香菇雞湯 ‖

香菇是傳統的著名食用菌，營養豐富、味道鮮美，被視為「菇中之王」，其含有十多種胺基酸，還含有維生素B1、B2等族群以及礦物鹽。

用香菇入雞湯，主要是結合雞肉與香菇的療效。雞肉有溫中益氣、補精添髓、補虛益智的作用；香菇豐富的多種成分則能降血壓、清血脂，並能防止動脈硬化、抑制腫瘤細胞生長，平日生活緊張、壓力過大的人常食用，不但能減壓清脂降膽固醇，並提升抗壓力指數，好處多多。另外，香菇中的維生素B群，可以幫助碳水化合物轉化成能量，促進體力的回復，有明顯減輕疲勞、提振精神的作用。

‖ 營養保健 ‖

香菇是一種可供食用的大型真菌，也是四季可食的美味佳餚，享有「素中之肉」之美名。

1. 香菇肉質純、清素淡雅、脆嫩爽滑、菇香濃郁、營養豐富，長期食用能增強人體免疫力，有降脂抑癌之功效。

2. 香菇有高蛋白、低脂肪、多醣類、多胺基酸、多維生素的養生特質，還含有大量的可轉變為維生素D的醇類成分，對於增強抗病力和預防感冒有良好效果。

3. 香菇亦含有大量鉀鹽及其他礦質元素，被視為防止酸性食物中毒的理想食品。

干貝香菇雞湯

|| 材　料 | 大乾干貝8粒　乾香菇5朵　雞腿1隻
|| 調味料 | 鹽2小匙

|| 作　法 |
1.干貝、香菇先用熱水浸泡兩分鐘後瀝乾，再入熱水浸泡20分鐘，將香菇切半。　**2.**雞腿洗淨切塊，入熱水中汆燙，取出瀝乾。　**3.**將1.、2.加五碗水煮，以大火煮開後，轉小火煮30分鐘，待干貝軟爛，加鹽調味即可。

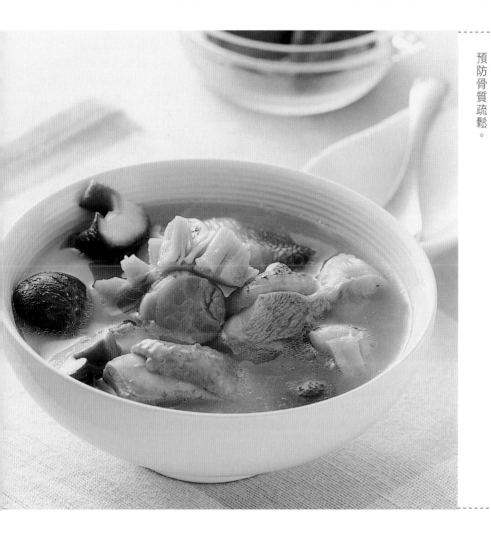

食療事典

香菇性平、味甘，每一百公克的新鮮香菇中，含有蛋白質12克以上，遠遠超過一般植物性食品的蛋白質含量，是中外醫療保健界公認的「健康食品」之一。而香菇另含一般蔬菜所缺少的麥角固醇，經日光照射可以轉變為維生素D，能有效促進人體對鈣質的吸收與利用，並幫助骨骼的生長發育，促進轉骨成功、預防骨質疏鬆。

眼眶黑
番茄洋蔥燉牛肉 益補肝腎

經常熬夜不眠或是飲食不正常的人，健康總是出問題，由眼睛四周顏色的變化，可以簡單自我診視，並進行正確食物保健動作。

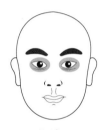

〔眼眶黑〕

任性過度　晚睡熬夜
暴飲暴食

李醫師問診 Diagnose

每個人的眼睛結構都一樣，而眼睛周圍肌肉的彈力、拉力是上提或下垂，與腦神經和身體氣血循環關係密切。

肝氣通於目，肝氣和暢則目能明辨五色；換言之，由眼睛可看出一個人肝的健康，當肝功能失調、肝有病變、肝發炎，眼眶就易帶青發黑或泛黃。

另外，由眼眶周圍色澤變化，則可判讀腎臟泌尿功能狀況。上下眼眶發黑，顯示腎經脈疲累、腎功能在老化，有一說法是「敗腎」，可用藥膳來改善腎虛的現象。

郭老師廚房 Cuisine

‖ 番茄洋蔥燉牛肉

番茄洋蔥燉牛肉，聽起來就是一道美味佳餚，吃起來更是滋味可口。

牛肉含大量最助營血造血的鐵質，加入富含抗氧化效果茄紅素的番茄、再加上能增強細胞活力的洋蔥一起燉煮，味好營養夠，營養更容易吸收。

牛肉有滋補益氣、強健筋骨的作用，但肉質纖維較粗不易消化，消化力弱的人有時候其胃黏膜會受影響，多與蔬菜搭配，可以彌補這個缺點。

此道燉菜有營養、醫療和保健多元食療作用，肝腎失調、體質虛弱、貧血缺血、營養不良、面黃肌瘦、筋骨痿軟者可多搭配食用。

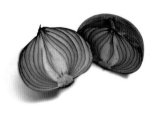

‖ 營養保健 ‖

洋蔥具有祛風發汗、幫助消化、降血壓、防血栓、助睡眠、提高骨密度等作用。

1. 洋蔥含有微量元素硒，這是一種抗氧化劑，預防一系列自由基造成的疾病；也是高效能的抗癌物質，特殊作用是能使人體產生大量穀胱甘肽，癌症發生率就會大大下降，還能輔助舒緩紅斑性狼瘡的不適症狀。

2. 牛肉營養價值高，古有牛肉補氣功同黃耆之說，能充盈腎氣，改善貧血、增進體能，提高抗病力。

3. 兩者合食，可調理身體虛弱、病後虛羸、四肢冰冷、腰膝痠軟、神疲乏力等症。

番茄洋蔥燉牛肉

|| **材　料** | 牛腩12兩　番茄5顆　洋蔥1顆
|| **調味料** | 鹽2小匙

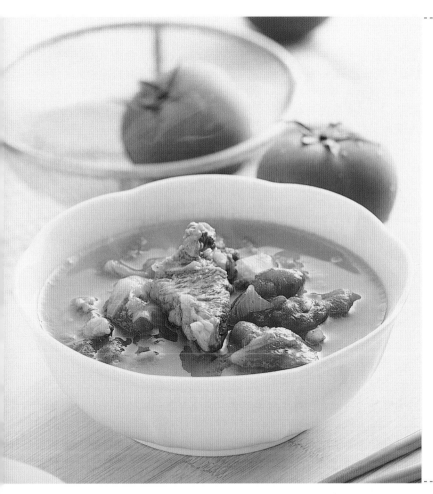

食療事典

牛肉是高蛋白、低脂肪之肉類，還含有鐵、硒等礦物質，及維生素B群，尤其是動物性才含有的B12的重要食源，這對維持神經系統健康、防止惡性貧血、增進體力、防止腦障礙，及減輕憂鬱症有關鍵性作用。牛肉蛋白質所含的必需胺基酸很接近人體需要，能提升免疫功能和抗病能力，並促進成長發育；病後、術後、失血的人，多食用能促進造血、修復組織。中醫食療即取牛肉補中益氣、滋養脾胃、強筋健骨之補益效果，來調理中氣不足、體虛力弱，筋骨痠軟、貧血缺血、久病拖延及面黃肌瘦。

|| **作　法** |

1. 牛腩切塊、入熱水中汆燙，取出再洗淨瀝乾。　**2.** 將番茄去蒂、背部劃十字刀，入熱水中煮3分鐘，待十字型處皮翻開，取出放入冷水中將整顆皮剝下，再切大塊。　**3.** 洋蔥剝去外皮、洗淨、切半，再切小塊。　**4.** 將1.、2.、3.加七碗水煮，大火開後轉小火再煮50分鐘，待牛肉軟透、加鹽調味即可。

耳朵紅赤
沙茶XO醬炒羊肉 補腎元氣

耳朵可說是健康的晴雨表,通過耳朵能知病情,耳朵發紅除了是耳朵本身或情緒問題,也可能是其他疾病的表徵,要多加留意。

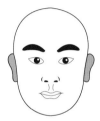

【耳朵紅赤】
將要感冒　發燒
緊張　害羞　易怒

李醫師問診 Diagnose

人們常用「耳聰目明」形容一個人身體好,為什麼耳朵有如此功效?因為耳部不但與全身經絡系統聯繫密切,也是腎的外在對應孔竅,腎臟又反應人體先天的本質,所以當內臟或軀幹有恙時,耳廓形態與色澤就會改變。

耳廓厚而大,形體好,臟腑氣血循環旺盛;耳廓單薄,形氣不足,氣血虛。耳廓色紅潤,為健康之象,但色鮮紅者屬熱,紅赤者屬風熱,是感冒發熱跡象。小兒麻疹、痘疹,耳背多出現紅赤脈絡,若是成年人則常是受濕熱病毒侵襲之象。耳面有紅赤脈絡則肺有虛火,或心經脈循環不暢。

郭老師廚房 Cuisine

‖ 沙茶XO醬炒羊肉 ‖

補中益氣的食補料理很多,而羊肉補而不燥、溫中暖下、益氣調虛,非常值得推薦。因此,千百年來,羊肉一直是華人餐桌上的美食要角。

中醫營養學認為羊肉補腎壯陽,一向被視為補陽佳品,尤其是在冬天進食更佳,因為羊肉性溫,給人體帶來熱量。

而此道炒羊肉作法簡單,清潤爽口,富含蛋白質與脂肪,能補給營養,不限時令皆可食用。但如果加辣椒、生薑、丁香、小茴香等溫辛燥熱的調味品,分量不宜太多,以免上火。

‖ 營養保健 ‖

羊肉性味甘溫,可益氣補虛、助長元陽、補益精血、療治肺虛,被肯定是良好的滋補強壯藥。

1. 羊肉營養豐富,含蛋白質、脂肪及鈣、磷、鐵等成分,能提供熱能,去體內寒濕之氣,對一切虛寒症狀如肺虛喘咳、氣管炎、哮喘、傷風咳嗽和貧血等都有補益作用,只要調理適當,耳朵的形色自然恢復正常。

2. 羊肉補血助陽,可促進血液循環、增強禦寒能力、男性性功能障礙、婦女子宮虛冷不孕、經痛、產後虛弱、手足冰冷都適合用來調補。

3. 羊肉為溫補之品,有感冒發熱、吐黃痰、牙齦腫痛、口瘡唇疹、青春痘膿腫等症狀的人不宜食用。

沙茶XO醬炒羊肉

|| 材　料 | 沙茶醬1大匙（或XO醬1大匙）　羊肉薄片半斤

|| 調味料 | 醬油2小匙　糖1小匙

|| 作　法 |

1.羊肉片切小塊。**2.**油鍋熱、入羊肉片用大火炒，續入沙茶醬及調味料，快速炒勻即可起鍋。

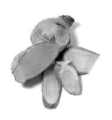

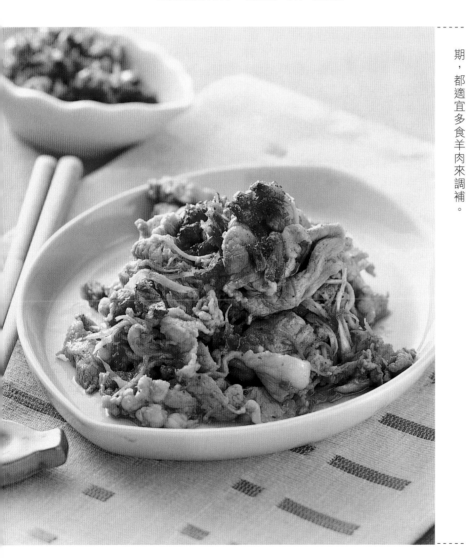

食療事典

關於羊肉的補益效用，《本草綱目》有言：「補中益氣，主治虛勞寒冷、丈夫五勞七傷」，可見羊肉滋補腎元陽、潤肺氣之效果備受肯定，能改善身體虛寒症狀，調整體質，提高抗疾病能力，冬天常吃羊肉進補，可確保來年春寒料峭之季，不易受風寒侵襲，尤其是四肢經常冰冷、虛勞久咳、有哮喘宿疾的人更值得嘗試。同時，小孩子發育階段、青少年青春期轉骨、少女第二性成熟期，及中老族群逐漸老化之期，都適宜多食羊肉來調補。

鼻樑青黑
梅子滷排骨 解鬱寬心

從鼻樑，能迅速而明確的看出身體器官的生理現象與病因，最主要是可觀察肝膽是否運行正常，及早掌握治療契機，適時遏止病情。

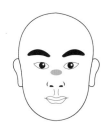

〔鼻樑青黑〕
夜貓族
魂不守舍
孤獨偏激
有肝膽方面的疾病

李醫師問診 Diagnose

鼻樑上出現青色、無光澤、肝多病、精神有恙；若再加上有像黑煙般的暗色，則膽經脈循環也有礙，且心態消沉虛疲。

會造成肝膽問題的因素很多，但心理障礙的成分很高。一般人很難從憂慮、恐懼、猶豫不決的慣性中掙脫出來，身心不容易保持一致。若能順隨肝膽的質性，該謀慮時謀慮，該決斷時決斷，那麼，肝膽循環及決斷力必定日益強壯，沒有無謂的損耗，身心也會健康快樂。

膽經脈關乎消化功能，若循環積滯，氣血不足或不通暢，則膽汁分泌也會失調，導致消化不良、腹脹腹瀉是常見的事，要靠維持正常作息來調養。

郭老師廚房 Cuisine

|| 梅子滷排骨 |

從肝膽論食補治療，重在疏肝膽、理氣解鬱，因此用帶酸味的梅子來疏肝解鬱，消除體內毒素累積所產生的倦怠感。

豬排骨肉蛋白質含量高，又含鈣質，與梅子一起滷煮，可以增進人體對肉類蛋白質及鈣質的吸收，發揮滋補養血、調氣益胃、紓解抑鬱之效益。

梅子除了可促進食欲開胃口，也能促進腸胃蠕動，調整排泄狀況，甚至可改善便秘與腹瀉兩極化的症狀；但腸胃虛弱、腸胃潰瘍、胃酸分泌失調的人建議少吃。

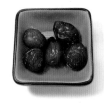

|| 營養保健 |

《本草綱目》載明梅有：「明目、益氣、不飢、安心神」之功效。

1. 梅子味酸、澀，性溫，具有生津止渴、斂肺鎮咳、澀腸止瀉等功能，對口乾舌燥、肺虛久咳、痰積不出、久瀉不止等症有不錯的療效。

2. 梅子含豐富的維生素，多種有機酸及鈣、鎂、鐵、鉀等礦物質，可調節身體酸鹼度、促進新陳代謝、幫助消化，並醒酒解宿醉，對疏導肝氣、安定情緒的作用也十分明顯，但是胃酸過多者不宜食用。

3. 梅子含有檸檬酸、蘋果酸、琥珀酸等多種有機酸，可以提振精神、醒腦明目，讓人心生愉悅。

梅子滷排骨

|| **材　料** | 子排半斤　梅子2兩

|| **調味料** | 白醋1大匙　糖2小匙　醬油2大匙

|| **作　法** |

1. 子排切小塊，沖淨瀝乾。　**2.** 將子排入鍋中，加入調味料與半碗水煮，大火開後轉小火再煮25分鐘，再入梅子煮3分鐘即可。

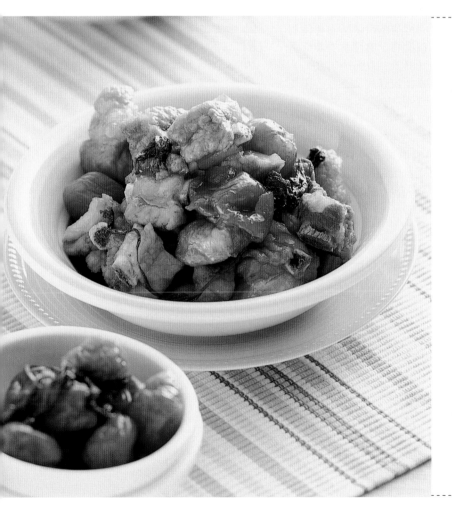

食療事典

梅子具有極高食療保健功能，能使膽囊收縮，促進膽汁的分泌和排泄，能緩解腸道結石，多食梅子，還能增強人體的免疫功能。梅子含有多種有機酸，其中檸檬酸可促進人體對鈣質的吸收，預防骨質疏鬆，協助去除體內囤積的乳酸，使皮膚代謝旺盛，維持細胞的活力，美容養顏效果佳，並減緩肌肉痠痛的現象。梅子還有醒酒的功能，肝火過盛、脾氣火爆、焦躁不安的人也可吃點酸梅，可滋養肝臟、抒發肝鬱，只是梅子有較強的酸斂性，體熱有積滯的人不宜食用。

鼻翼下紅絲
四物雞排 氣血兩順

月經不順一直是許多女性的困擾，男性則常見泌尿系統有問題，從中醫的角度來看，溫經散寒、理氣活血的方式，可以減輕身體的不適。

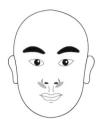

{鼻翼下紅絲}
女性月事不順
易拖長時間；
男性小便不順
腹股溝濕熱

李醫師問診 Diagnose

臉上最常出現紅絲絡的部位，就在鼻頭及鼻翼兩側。

鼻子是脾胃的反射區，鼻頭為脾，兩翼為胃，當脾胃功能低下時，鼻子漸漸就會有所感應。

若紅絲出現在鼻翼下方，即鼻孔出口下區域，若是男性反應生殖及泌尿系統功能有問題，常見排尿無力、餘瀝不盡、尿不通暢、腹股溝長濕疹或易出汗發熱；若是女性通常是正值生理期或是月經失調，調節內分泌平衡常是首要之務。

要避免寒涼生冷、辛辣、刺激性食物，女性朋友在生理期尤其更要拒絕冰品、冷飲、冰透的瓜類等。

郭老師廚房 Cuisine

|| 四物雞排 |

精選當歸、川芎、熟地、白芍等珍貴中藥材搭配來烹調四物雞排，或是燉四物雞湯，自古以來就是最具代表性的婦女養身美容補養聖品；事實上，四物雞並不專事女性，是男女老少皆宜的補血補氣良方，很適合用於平時補養。

當歸可補血活血、調經止痛、潤燥滑腸；川芎能活血行氣、祛風止痛、鎮靜止痙；熟地有滋陰補血，益精補髓之效；白芍則能補血調經、斂陰止汗、平降肝陽。常食用四物雞排能養血補氣、紅潤臉色、濡養肌膚、填充筋骨，令人健康好氣色，則鼻上的紅絲自然就銷聲匿跡。

|| 營養保健 |

一般認為四物湯是針對女性而設計的，但綜觀其食療效益，可以肯定一件事：四物湯是不選擇性別與年齡的。

1. 四物除了可治女性經帶之病外，善治一切血虛之症，因為不含女性激素，即使男性血虛都適合；換言之，只要適症都值得選用。

2. 四物湯促進血液循環、防治貧血，改善臉色蒼白、指甲發白、頭暈目眩等症狀，同時活血化瘀，舒緩經痛，使經血順暢排出；並能潤澤肌膚、使肌膚有血色、紅潤臉色，減緩生理機能老化。

3. 四物類食物還能調整自律神經失調，並能潤腸通便，紓解血虛便秘或是地中海型貧血便秘之苦。

四物雞排

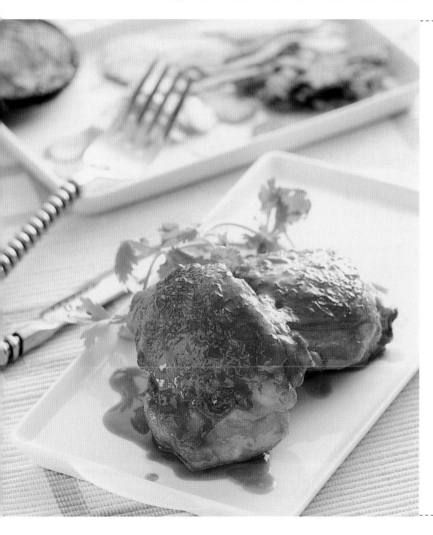

|| 材　料 | 當歸　熟地2錢　川芎0.5錢　白芍1錢　去骨雞腿2隻
|| 調味料 | 醬油2大匙　糖2小匙　料酒1大匙

食療事典

四物湯組成中最重要的成分，就屬被當作君藥的當歸。當歸能調經理帶，改善月經失調、止經痛、調整月經量異常多，並解決血虛便秘之苦，對跌打損傷和血管疾病造成之氣滯血瘀亦見效，還可輔助治療關節僵滯及風濕痹痛。對血虛而造成失眠、心悸、健忘、心神不寧，也都有效。自古，當歸即作為婦科要藥，主要用於治療婦女病。當歸在臨床上的應用非常廣泛，可說是「十方九歸」，幾乎民間所熟悉的食療膳食，如當歸鴨、當歸麵線、薑歸羊肉湯、藥燉排骨等，當歸都不缺席。

|| 作　法 |

1. 藥材以清水快速沖淨，加兩碗水煮，大火開後轉小火再煮15分鐘，去渣留汁。2. 雞腿肉入鍋中煎至雙面金黃，再倒入1.的藥汁及調味料一起以中火煮至收汁即可盛盤。

鼻頭長青春痘
洛神烏梅汁 沁涼退火

根據中醫學「四診心法」：左頰部肝、右頰部肺、額心頰腎、鼻脾部位，平日即可依長青春痘的位置，來檢視自己的健康狀況。

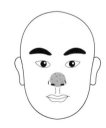

〔鼻頭長青春痘〕

脾胃濕熱
喜生冷食物
飲食習慣不良
思慮過多

李醫師問診 Diagnose

脾胃濕熱是中醫的辨證，也稱為中焦濕熱，一般的臨床表現有：不思飲食、身重體困、口乾、喜歡冷飲等。

不妨拿面鏡子，瞧瞧臉上哪裡最常長痘痘？到底與五臟六腑有何關聯？如果經常長在鼻樑，要注意脊椎健康；鼻頭處最茂盛，可能是胃火大、脾胃濕熱、消化系統失調；若痘痘老是出現在鼻頭兩側，就要檢視卵巢機能或生殖系統是否生病了。

青春痘與飲食習慣、生活步調、心理因素、健康狀態、內分泌激素等多種因素都有關係，在治療上宜清熱祛濕，並保持輕鬆活潑、積極向上的心態，避免緊張、煩躁的情緒。

郭老師廚房 Cuisine

‖ 洛神烏梅汁 ‖

常吃動物性脂肪、油炸食品、刺激性強的食物，會讓皮脂腺分泌旺盛，致使青春痘長出及惡化；而香、辣、刺激的調味品及酒精，也會造成微血管擴張，刺激皮膚長出青春痘。

為了避免長出青春痘，飲食上以清淡為主，多吃蔬菜、水果，尤其是含有膳食纖維的食物絕對不可缺席，少吃多脂肪和刺激性食品，而辛辣、油炸的食品一定要少吃。

洛神花是植物界的紅寶石，有清涼解熱、生津止渴、幫助消化的效果；烏梅則能收斂生津，解虛熱煩渴。

洛神烏梅汁可以降燥熱性虛火，還可以提神醒腦、消解疲勞、開胃助食。

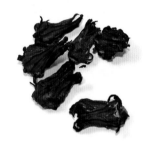

‖ 營養保健 ‖

洛神花的漿汁屬於微鹼性食品，經食用消化吸收後，可以將酸性體質轉化為微鹼性。

1. 洛神花可以平衡體內的酸鹼值，調節油脂腺分泌功能，減少青春痘生出。

2. 洛神花有消暑解渴、清心除憂、抗高血壓、活血補血、調理肝病的效果。可消除疲勞及通暢腸道，並具有利尿消腫、促進新陳代謝。

3. 富含維生素C，可改善體質，抗氧化，抑制自由基活動，有助防老抗癌，並減緩婦女更年期不適；也促進膽汁分泌，幫助消化，及協助分解體內多餘脂肪，有助體重管理。

洛神烏梅汁

|| 材　　料 | 洛神花5朵　烏梅6粒
|| 調味料 | 冰糖1大匙
|| 作　　法 |

1.將洛神花與烏梅用清水快速沖淨。　**2.**將1.加四碗水煮，大火煮開後，轉小火慢煮25分鐘，去渣，加入冰糖和勻即可，冷熱飲都適合。

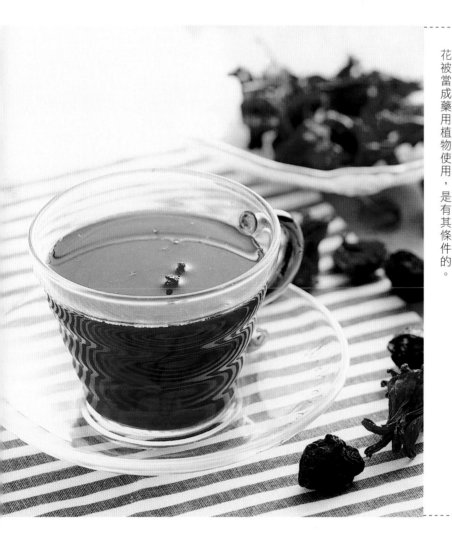

食療事典

洛神花經中草藥研究證實，除了可以抗高血壓、抗老化、治療肝病外，對於抑制癌症腫瘤、保護心臟血管、幫助腸胃消化吸收、調整女性生理週期、舒緩更年期綜合症狀、減少骨質疏鬆症發生，以及美容養顏都有一定的功效。洛神花萃取物中所含的抗氧化成分，可說是眾多蔬果中的佼佼者，可延緩細胞老化、抗多種文明病變。洛神花還可醃漬當蜜餞，有補血效果，當心煩氣躁、心神不寧、體臭嚴重、食欲不振時，食用洛神花製品，可順氣活血、平復心情。洛神花被當成藥用植物使用，是有其條件的。

人中平

酸筍蹄膀 營養筋骨

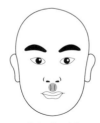

〔人中平〕
腹腔內分泌循環容易失調
生殖系統較不健康

人中形美，象徵長壽，人中因此有「壽堂」美喻；不論男女，人中清晰、深長、有動感的，生命力及生殖能力都相對較強，是能生出優質兒的！

李醫師問診 Diagnose

上唇與鼻子（鼻中隔）間有一條溝渠，就是人中，除象徵人生長短寬窄、健康強弱否泰，又反應著腎元氣、生命力及生殖系統功能等。一個人一生身心是否健康？抑制力是否堅持？甚至下一代的先天資質如何？都可由這兒找到蛛絲馬跡。

人臉上各部位皆宜飽滿，唯獨人中忌平滿，要深長闊、有動力，身體精神才會流暢。如淺短窄、木然僵化，小腸吸收及生殖系統有冷痹窒礙之虞，意志也較易見異思遷；換言之，身體營養吸收易失調，生殖能力較弱，常見肩頸僵硬、腰痠背痛、膝腿無力、腹腔循環有礙。

郭老師廚房 Cuisine

‖ 酸筍蹄膀 ‖

這道菜的特色是以酸筍來燜蹄膀，蹄膀味美又富營養、酸筍則可刺激食欲，如此可增加人體對營養素的吸收及利用，其效用則讓筋骨腰脊變得強健有力。

選用酸筍，酸味滲入肉裏速度特別快，這樣蹄膀既有酸筍的味道，酸筍又可降低蹄膀的油膩感，且依然保持其爽脆口感，而豬肉由於吸收了酸筍的味道，既香又鮮美，很是開胃，即使38℃的炎夏，也能誘發食指大動。滋補臟腑、健脾益胃、強壯筋骨，對於腹腔臟腑功能不善者，均有改善作用，可激發鬥志。

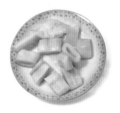

‖ 營養保健 ‖

筍嘗鮮可取，但無多大營養，甚至說「吃一餐筍，刮三日油」，這些說法是一種令體重機迷惑的誤解。據現代食品科學營養分析：

1. 鮮筍營養價值高，除含有多種維生素及礦物質等人體需要的成分外，具有低脂肪、低糖類、高纖維之特質；同時筍子可以大量吸附油脂，除了增添美味，也一併將腸胃中脂肪帶出體外，避免腸胃黏膜積滯了大量脂肪，有瘦身作用。

2. 筍中含有10餘種不同成分的胺基酸，其中有多種是人體必需的，對促進成長、維護及修護器官組織、人體產生抗體、酵素及內分泌等機制都佔有重要地位，其中谷胺酸就是味精的主要成分，煮筍子千萬不必加人工味精，就已香甜十足。

3. 筍含有大量的膳食纖維素，能促進腸管蠕動，幫助消化，促使代謝後廢物之排出，防止便秘和腸癌的發生，並能消脂減肥。

酸筍蹄膀

|| **材　　料** | 蹄膀1付　酸筍半斤
|| **調味料** | 糖2大匙　醬油半碗　料酒1大碗
|| **作　　法** |

1.蹄膀刮淨外皮的毛、入熱水中氽燙，取出瀝乾。　**2.**酸筍用清水洗淨、入熱水中氽燙，取出瀝乾。　**3.**將1.、2.加調味料與二碗水滷煮，以大火煮開後，轉小火慢滷30分鐘，待蹄膀軟爛即可。

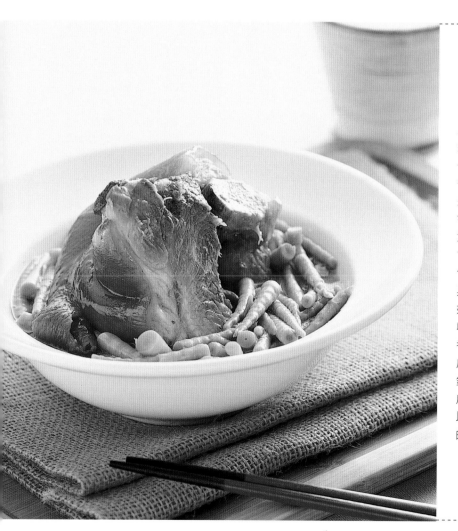

食療事典

據養生學家觀察，生活在竹林叢生地的人多長壽，少患高血壓、高膽固醇，這與經常吃筍有一定關係。筍雖味美，有營養，可治病，能延年益壽，但也得注意：筍是清寒食品，冷利清熱，脾虛腸滑、經常腹瀉者慎食。鮮筍含有較多的草酸，易與鈣結合成草酸鈣，妨礙人體對鈣的吸收，腎炎、尿路結石者不宜食用。兒童正處於生長期，如果缺鈣會造成骨骼畸形或成長轉骨不成，所以，兒童不宜吃過多的筍類。

上唇黑
南瓜湯 清潤腸道

上唇顏色黑，體內毒素沒有肅清，宿便未排盡，要潤滑腸道，就要吃對食物，每天排毒，腸胃自然舒適。

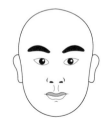

{上唇黑}
大腸排泄不順
多便秘
易小腹疼痛　腰痛

李醫師問診 Diagnose

上唇有大腸經脈分布，唇質的乾或潤，唇肉的活與僵，都意味著消化、吸收或排泄等功能是否正常。

上唇的唇色是慘白無血色，或是赤紅如灼，或是黯黑如炭，或者唇質顯得僵硬無動感，都反應有大腸方面的狀況，常見排泄不順、便秘或腹瀉等現象，要多注意飲食衛生和食物的質量。

同時，要攝取足夠的水分與大量的纖維質，並養成運動的習慣，以促進腸道蠕動，食物可順利通過腸子，讓排泄變得順暢，上唇色澤自然可恢復紅潤。

郭老師廚房 Cuisine

|| 南瓜湯 |

常常有便秘、排泄不順暢者，在飲食方面要多吃含維生素C與膳食纖維的蔬果，增加排便量，在此推薦南瓜蔬菜湯，營養豐富、低熱量，脾胃虛弱、食少腹脹者多食用，慢慢調養身體，讓排泄不再是件痛苦的事。

此道湯還加入高麗菜一起烹調。高麗菜含有豐富的纖維質、維生素及礦物質，不論涼拌、炒、煮，或製成泡菜皆可口。一次吃到兩種蔬菜的甘脆甜美，更有一股特殊的風味，讓人垂涎，食療效果更加倍。

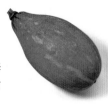

|| 營養保健 |

我國古代就有對南瓜食療保健作用的記載，在《本草綱目》中，李時珍將南瓜與靈芝相提並論，說它有補中、補肝氣、益心氣、益肺氣、益精氣的作用。

1. 南瓜的食部含水量較低，幹物質含量提高，有一定的食療價值。

2. 南瓜含有糖類、蛋白質、纖維素、維生素及鈣、鉀、磷等多種營養成分，能幫助消化、促排宿便、保健視力、維持組織正常。

3. 南瓜富含果膠，吸附力強，能中和與清除體內的細菌及毒性物質，並延緩腸道對熱量及脂肪的吸收，既減重又防癌，更清腸胃。

南瓜湯

|| 材　料 | 南瓜半顆　蝦仁4兩　高麗菜1/5顆　　|| **調味料** | 鹽2小匙

|| 作　法 |

1. 南瓜切去外皮洗淨，切塊加四碗水煮，以大火煮開後，轉小火煮10分鐘，入果汁機打勻。　**2.** 高麗菜洗淨切小塊，蝦仁洗淨去腸泥。　**3.** 將1.加高麗菜以小火煮約10分鐘，待高麗菜熟軟，續入蝦仁、鹽調味，再煮2分鐘即可。

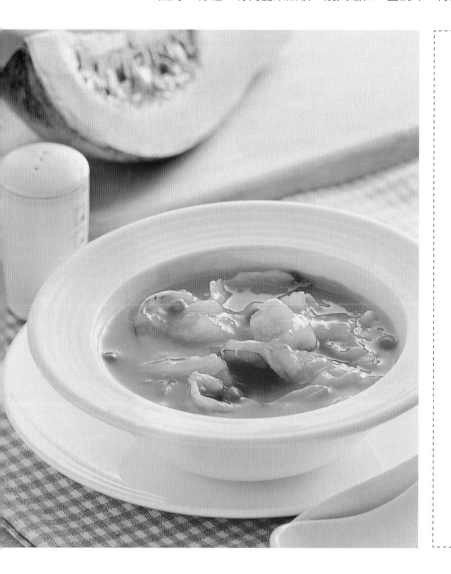

食療事典

南瓜的品種很多，在我國，南瓜整年均可上市，是一種富於糖分、果膠的蔬菜。南瓜果肉內有一種微量元素鈷的特殊物質，可促進胰島素分泌，降低血糖水平，對防治糖尿病有特效；果實中豐富的維生素A，有保護粘膜的作用，對於保護視力、預防眼疾、美容減肥等均有一定作用，極適合欲甩去脂肪與熱量的中青年族群。南瓜還能消除體內致癌物質之突變，並增強肝細胞的再生能力。因含有蔗糖和葡萄糖，甜味十足，能當菜又能代糧。

下唇紅腫
五穀汁 排毒健胃

常常胃有不適感的人，五穀汁能開胃健脾，可消化食物、排除脹氣、調整腸胃功能，改善食積不化、消化不良，好處多多。

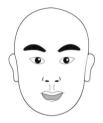

〔下唇紅腫〕

胃發炎　上腹常悶脹
個性優柔寡斷
容易緊張憂慮

李醫師問診 Diagnose

下唇有胃經脈循行經過，若是唇色發紅、腫脹，就是胃部或胃經脈循環有問題，上腹會有悶脹的不適感，如已發生一段時日，可能胃有慢性發炎現象。

胃發炎、悶痛不舒服，出現脹氣，要吃容易消化、且不刺激的食物，尤其若是發炎嚴重，或長期消化不良者，更要注意飲食，以減少腸胃負擔。

此外，高蛋白、高脂肪的食物，像是牛奶及其製品、蛋類，還有肉類，都不容易消化，如果長時間停留在胃裡，會酸化和產生氣體，造成脹氣，加重病情；或是辛辣、刺激性的食物，對已經不舒服的胃更是雪上加霜，加大負擔，務必忌嘴。

郭老師廚房 Cuisine

∥五穀汁∣

五穀最主要是由糙米（玄米）、小米、黑糯米、蕎麥、燕麥等五種穀類組合而成，含有植物性蛋白質、醣類、多種維生素、礦物質、胺基酸、微量元素及纖維質、酵素等上百種營養素。

除了上述的穀類，五穀粉可隨個人口味，或是考量營養成分，組合不同的穀糧，如稻米、薏仁、小麥、大麥、高粱、芡實，或是黑豆、黃豆、紫米（黑糯米）等，都可以是五穀粉的材料，也可以取五種以上來搭配。

五穀是非常營養的穀糧，能滋補強身、促進新陳代謝、增加體力、抗老防衰、治癌抗腫瘤，還有養顏美容、永駐青春之效用。

∥營養保健∣

五穀袪病、強身。稻米補益中氣、玄米暖胃養身、小麥養心和血、大麥降膽固醇、蕎麥調壓清血、燕麥消脂減重、高粱健胃整腸、小米滋陰助眠、紫米補精益壽、黑豆強腎烏髮。

1. 根據《黃帝內經・藏氣發時論》：「五穀為養，五果為助，五畜為益，五菜為充，氣味合而服之，以補精益氣。」

2. 以五穀為主食，增加纖維量的攝取，多利用天然蔬果養生，搭配適量的肉類，崇尚自然的五穀、蔬菜、水果，就是最理想的合理飲食。

五穀汁

|| 材　料 | 五穀粉2大匙

|| 作　法 | 五穀粉倒入杯中、沖入滾水，用湯匙和勻即可。

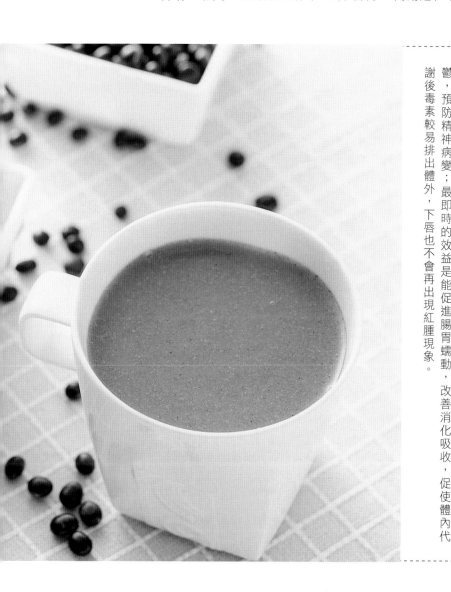

食療事典

五穀類，含有多種有益健康的營養素，如維生素、胺基酸、微量元素、膳食纖維素，多食五穀的人活得健康、活得有品質。穀皮的主要成分為纖維質；胚芽所含的營養素種類頗多，如維生素B群、維生素E、蛋白質和不飽和脂肪酸等。多吃全穀、五穀雜糧食物的人，能攝取較多有益健康的成分，比較少出現癌症及心臟血管疾病，也少有腦中風的危險，能遠離文明病痛，提高免疫力和抗病力；同時也經醫學研究證實，多吃全穀可抗憂鬱，預防精神病變；最即時的效益是能促進腸胃蠕動，改善消化吸收，促使體內代謝後毒素較易排出體外，下唇也不會再出現紅腫現象。

穀糧可分成四部分：穀皮、胚芽、糊粉層、內胚芽。

上下唇脱皮細紋多
蔬菜糙米粥 健脾益胃

脾胃為後天之本，是人體氣血生化之源，為「倉廩之官」，脾胃傳輸運轉強弱，影響元氣充盈與否，對健康有決定性作用。

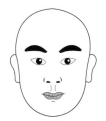

〔上下唇脱皮紋理多赤〕
腸胃容易發炎
思考細膩卻常鑽牛角尖
或失意不得志

李醫師問診 Diagnose

脾開竅於口，其華在唇。唇色是否潤澤、形體是否大小適中，反應脾胃的健康。唇色變化還可觀察意智與心理狀況，一個人的意識是混是清？情緒穩定嗎？是聰是愚？由口唇可知端倪。

雙唇唇面佈滿細紋、不分季節常脱皮的人，心思縝密、壓力沉重，甚至杞人憂天；腸胃容易發炎，消化吸收不良，嚴重的會出現食欲不振、腹脹腸氣、大便稀溏、倦怠、面黃肌瘦等現象。

脾和胃互為表裏，是主要的消化器官，負責納運食物及化生氣血，一旦患病，必須依個人體質和病情來「辨證施食」才有功效。

郭老師廚房 Cuisine

‖ 蔬菜糙米粥 ‖

腸胃不適時，總是沒有進食的欲望，為了補充體力，讓健康活力滿分，特別推薦這道蔬菜糙米粥，因為穀類食物多有健脾胃、提精神的功能。

糙米表面覆蓋一層茶色種皮，在種皮與胚芽中含有豐富營養，糙米的蛋白質、脂質、纖維、維生素B群等含量均比白米高，尤其是維生素B1，有助於體內的醣類代謝，可增進體能力，維護身心健康，使精神狀態良好。

食用糙米時，搭配各種黃綠色蔬果，可以補充糙米較缺乏的維生素 C，讓體內毒素更順利排出，體內環保更加分。

‖ 營養保健 ‖

糙米的營養價值多，條列如下：

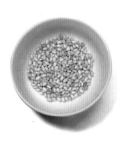

1. 高食用纖維能促進腸胃活動，減低消化系統的疾病與失常，減少便秘的發生，對糖尿患者的飲食功效更顯著。
2. 富含維生素 B1，對神經組織及精神狀態有良好的影響，並預防心臟疾病的發生。
3. 維生素 B2 能增強食欲，降低口腔疾病發生率，預防及遏止白內障，減輕偏頭痛。其餘複合維生素B群，能促進神經系統與消化系統的健康與正常操作，並防止老化。
4. 糙米是生物素的重要來源，能防止白髮和禿頭，緩和肌肉痠痛。

蔬菜糙米粥

|| 材　料 | 糙米 1/2杯　胡蘿蔔一小段　鮮香菇2朵　高麗菜1/8顆　青江菜1株

|| 調味料 | 鹽1小匙

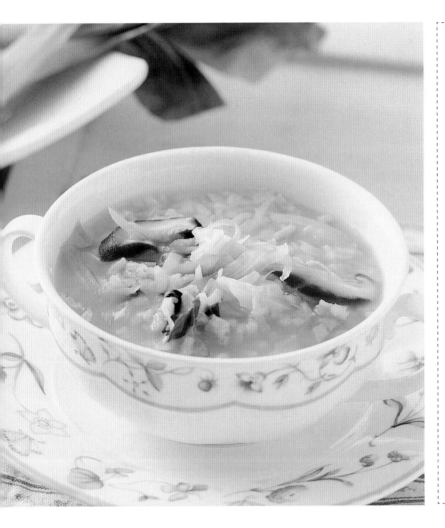

食療事典

糙米除含有豐富的醣類、脂肪、蛋白質、纖維、維生素B群外，胺基丁酸含量較精米提高二十倍以上，人體必需胺基酸含量也高出兩倍以上，營養價值極高。除了維生素B群外，糙米的高膳食纖維，增進腸道蠕動，促使體內代謝後廢物快速排出，有助維持消化道機能，防範腸道癌變，並參與能量的代謝，使精神體能皆維持一定水平。糙米主要的營養成分在於胚芽及麩皮部份，透過燜泡或水煮法，將糙米最為營養及精華的部份，釋放出來，適合全家大小食用。

|| 作　法 |

1. 胡蘿蔔削皮洗淨，切絲；香菇、高麗菜、青江菜洗淨，切絲。　2. 在鍋中倒入高湯及糙米，煮至熟軟即熄火。　3. 把1.加入2.中、以小火煮滾，加鹽調味即可。

嘴巴張不開
五寶甜湯 安神補血

心理消沉或急躁或常自疑有病，日久身體就慢慢衰弱。中醫養生注重「氣血勻和」，氣血協調則身體舒展放鬆，心情自然順。

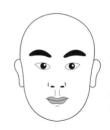

【嘴巴張不開】
緊張　焦慮
壓抑封閉
缺乏生活情趣

李醫師問診 Diagnose

導致抑鬱、焦躁的原因很多，出現症狀之初，通常會伴隨嘴巴張不開或張闔不順的現象。

想要改善焦慮不安，除了要調節神經及內分泌外，也要學習自我放鬆，清泄鬱熱、鎮靜除煩、養心寧神，達到心平氣和，就能使嘴巴正常開闔。

中醫藥古籍《內經》提到人體三寶：「精、氣、神」，精足則氣充，氣充則神旺。反之，氣弱則神傷，精神容易不濟，情緒也大受影響。養精蓄銳，就是這個道理。

郭老師廚房 Cuisine

‖ 五寶甜湯 ‖

過於緊張忙碌，或是個性太過拘謹封閉，都容易造成肢體僵硬、肌肉緊張、恍惚失神、睡不安穩、牙關緊閉而張不開嘴，其實就已警示該讓自己放輕鬆了！

很多食物富含可提升免疫功能、增強機體抗壓指數的營養素，適當食用能調節自律神經、改善身心平衡、紓解壓力，讓人身心舒暢。比如五寶甜湯，選用蓮子、山藥、紅棗、百合、桂圓，五種材料綜合其功效，能夠撫慰情緒、鬆弛神經、安神助眠，人一旦輕鬆下來，情緒管理一上手，則牙關就不再鎖緊難開了。

‖ 營養保健 ‖

桂圓肉、紅棗、蓮子、山藥、百合，堪稱五寶。

1. 取這五種食材搭配，發揮其滋養心脾、調和氣血、增強腦智、鎮定情緒之作用，改善虛勞衰弱、失眠多夢、健忘恍惚、心力不濟、心神不寧、焦慮煩擾等現象，四季皆宜，冷、熱食都很可口，夏天冰鎮後食用，更是清心涼脾、消暑除煩。

2. 蓮子益心補腎、固精安神，是很好的去心火補品；紅棗補益脾胃、養血安神；山藥滋養益腎、強筋健骨、聰耳明目；百合調和精神、幫助睡眠、安定心神；桂圓補心脾虛損、防失憶健忘、定驚悸眩暈。經常食用除可消弭緊張、提高抗壓力，還可提升睡眠品質、防腦力衰退。

五寶甜湯

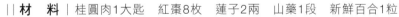

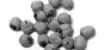

|| **材　料** | 桂圓肉1大匙　紅棗8枚　蓮子2兩　山藥1段　新鮮百合1粒

|| **調味料** | 冰糖2大匙

|| **作　法** |

1.蓮子、紅棗沖淨。　2.山藥去外皮洗淨、切小塊。　3.百合剝瓣、洗淨。　4.鍋中三碗水，先入1.煮，待大火煮開後，轉小火煮20分鐘，再入2.、3.同煮，水滾後加入冰糖、桂圓，待冰糖融化、桂圓肉膨脹即可。

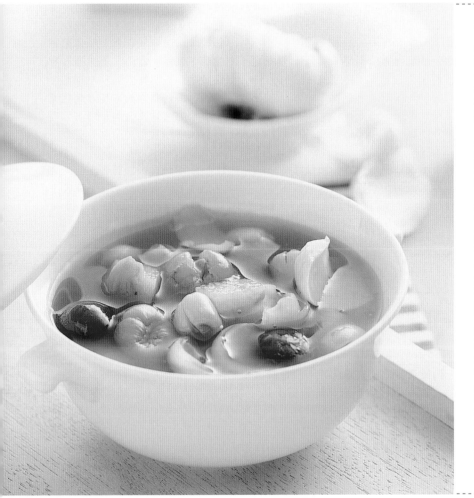

食療事典

桂圓即龍眼，有「益智」之別稱，性溫味甘，能補益心脾、調理氣血、安定寧神、消除疲勞、提神醒腦，對氣血虛弱、緊張抑鬱所引發之失眠多夢、歇斯底里、健忘、思慮過度、驚悸恐慌、頭暈目眩、不思食飲等症都可舒緩，還適合作為病後體弱的調補品。蓮子有收澀效果，可以益腎固精、補脾止瀉、養心血安神，改善食欲不振、心煩憂慮、心悸失眠、睡眠淺顯，對性功能失調亦能見效。

嘴周圍色青
麻油雞 溫補袪寒

中醫的診治注重整體的察顏觀色，嘴巴四周的變化也是探測身體是否失調的重點；臟腑、氣血發生變化時，都會在臉部某區域表現出來。

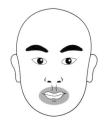

{嘴周圍色青}
腹腔冷
易鬧腸胃
腰部僵硬無力

李醫師問診
Diagnose

一般人的臉色要紅潤才是健康象，而非青灰、青黑、青黃或青紫等缺乏生氣的顏色，這些顏色，都是病色。

嘴巴四周顯現青色，為胃腸功能低下、腹腔虛冷的表象，同時常會一併出現胃口不佳、腸胃不適、消化不良等現象；在生活中表現的是矇矇渺渺，缺乏生活目標，凡事提不起勁。

另外，也會出現腰腳無力、膝蓋發冷、下肢循環不良，易痠痛或麻木或抽筋，這也是肝腎虛疲、肝氣鬱結、肝經脈循環有礙之外在症狀。

建議要寬心、要運動、要注意飲食質量和種類，才能生活得更健康愉悅。

郭老師廚房
Cuisine

|| 麻油雞 |

麻油雞的要角除了雞肉之外，有麻油、老薑和米酒，這三個溫補要素，缺一不可。麻油雞可養血活血、滋補強身，並促進氣血循環，增強新陳代謝，改善虛損諸症，如臉色青白、腰膝痠痛、四肢冰冷、腸胃虛弱、小腹虛冷者，都適合食用此道補湯來促進循環代謝，改善血虛乏力，溫暖腹腔，並振奮精神，使臉色變得紅潤。

麻油雞一般人都適合食用，尤其適合冬令進補及坐月子補養；虛弱的人平時就可不定期食用來改善體質。

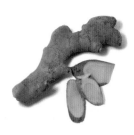

|| 營養保健 |

薑、麻油都具有多樣的保健功效，經常食用麻油，可調節毛細血管的滲透作用，改善血液循環。

1. 薑是強效的抗氧化物，能減緩老化速度，還除老人斑，同時，可抑制血小板凝集，防範心血管疾病。薑還是抗流感高手，能促進血液循環、加速新陳代謝以袪寒，受風寒感冒時，薑湯就是最便捷快效的特效藥。

2. 麻油提取自芝麻，含有高比例的不飽和脂肪酸，及芝麻素等天然的抗氧化成分，可維護心血管及肝臟健康，並能抗癌。又可補充鐵質、美化臉色、調整偏食習慣、均衡人體營養，還有很好的通腸軟便作用。

麻油雞

|| **材　　料** | 薑1段　雞腿1隻　麻油3大匙
|| **調味料** | 料酒半碗

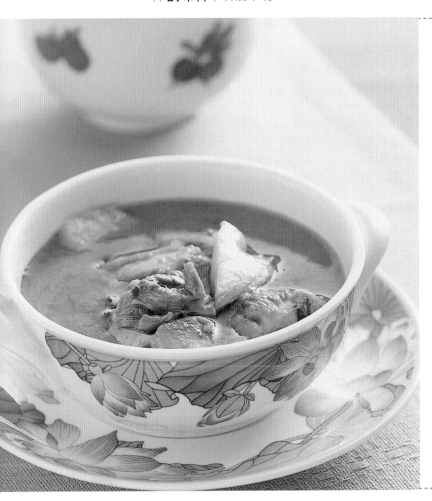

薑味辛、性微溫，含有薑辣素和揮發油，呈現特異氣香，有發汗、健胃之藥理作用。這些成分能促使外圍血液循環加快，並加速新陳代謝，興奮神經，使全身溫暖起來，促使汗水排出，達到袪風寒退濕熱之效用。又能刺激胃液分泌，增進腸胃蠕動，進而開胃口助食欲，幫助消化，並使體內穢氣排出，同時也達到調整腸胃功能之目的。食療應用上，薑常用於外感風寒，取其能發汗解表，溫中止嘔，治胃腹冷痛之功效。無論藥用或入菜調味，薑的好處多多，應該多加利用。

|| **作　　法** |

1. 薑不去皮洗淨，拍碎。　**2.** 雞腿洗淨、瀝乾，用紙巾拭乾水分。　**3.** 鍋熱入麻油及薑炒，炒至薑微焦，轉大火續入雞腿、炒至雞肉表皮微焦，加入料酒煮滾。

4. 加兩碗水續煮，大火煮滾後轉小火，約15分鐘即可。

掉下巴
蝦仁炒韭菜 增強體力

很多人有這樣的經驗：在大笑、打哈欠、進食等大張口後，嘴巴突然不能閉攏，這些症狀的出現到底是怎麼回事？身體哪裡有問題呢？

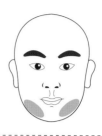

〔掉下巴〕
腎虛
易打哈欠
易腰痠背痛

李醫師問診 Diagnose

有的人大笑或打呵欠後，嘴巴就閉不上了，這就是掉下巴，醫學上稱為下頜關節脫位。下巴掉下以後，嘴閉不上，流口水，不能咀嚼，說話也模糊不清，張嘴時疼痛不已。

常會掉下巴，其實也是腎虛的徵兆。腎虛本應是步入中年後才會逐漸出現的生理變化，但在青壯年期即提早發生，自然要多加注意了。容易掉下巴的人還會併見頭昏耳鳴、體倦氣短、腰痠背痛等症狀。然而，只要能妥善調補，還是可以增強體力。

郭老師廚房 Cuisine

|| 蝦仁炒韭菜 |

下巴不能正常活動，自然身體不適，而引起下巴不能正常閉合的因素，有很大部分是腎臟虛弱、體力不好，在此推薦蝦仁炒韭菜來補腎養身，回復好體力。

韭菜是富含營養的佳蔬良藥，其藥用價值在於可以保暖健胃、降低血脂、調節血壓、促進消化；更重要的，韭菜溫補肝腎、助陽固精的作用十分突出，有「起陽草」美喻，堪稱是植物性威而鋼。

搭配亦屬陽性的蝦仁，更發揮補腎固精、強健體力之效果，調理後也不會再經常掉下巴。

|| 營養保健 |
韭菜有溫中補虛、行氣散血、殺菌解毒、健胃整腸的功效，味道濃郁香美，受人歡迎。

1. 韭菜中除含有蛋白質、脂肪、碳水化合物、礦物質外，最有價值的是含有豐富的維生素A，在蔬菜中處於領先地位，這對免疫系統極有幫助，並且是維護視力的重要物質，防止因老化而產生黃斑部病變。

2. 韭菜還含較多的膳食纖維，能增強腸胃蠕動，使腸中不留宿便，縮短毒素滯留腸中的時間，對預防便秘及腸癌有極好的效果；也含有揮發性精油和硫化合物，能降低血脂和膽固醇，可保護心血管的健康。

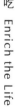

蝦仁炒韭菜

|| 材 料 |
蝦仁半斤　韭菜4兩

|| 調味料 |
鹽2小匙　料酒1大匙

|| 作 法 |
1. 蝦仁洗淨，用牙籤剔去腸泥。　**2.** 韭菜洗淨，切去頭段粗梗部位。　**3.** 油鍋熱，先入蝦仁炒、再入韭菜，再添加調味料拌勻，待蝦仁熟即可。

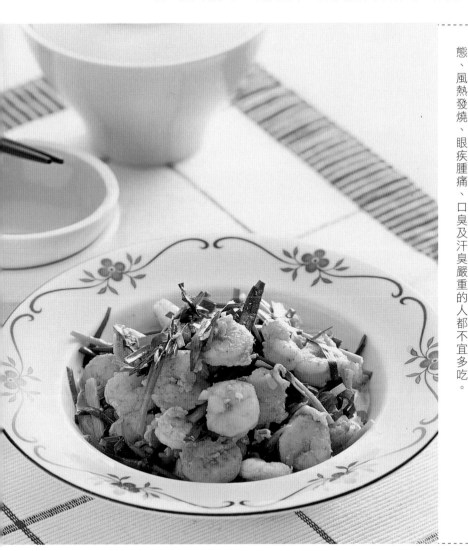

食療事典

韭菜性溫、味甘辛，營養豐富，含有多種維生素、礦物質，及揮發性精油和硫化物等成分，所以氣味辛香，能促進食欲，並有殺菌消炎之功效。韭菜為補陽菜，能調補腎陽，補充精力，舒緩腰腳痠弱無力，是輔助調理性功能障礙的重要食材。同時有散瘀、活血、通絡之效，對跌打損傷、瘀青扭傷、噎嗝反胃、關節滯礙等亦能改善。不過，儘管韭菜的營養和醫療價值都很高，但吃多了容易上火，腸胃虛弱、在發炎狀態、風熱發燒、眼疾腫痛、口臭及汗臭嚴重的人都不宜多吃。

（側邊直排文字）吃得好　體格強壯沒煩惱 ─

61

下巴長青春痘
豆豉炒青蚵 清熱益腎氣

青春痘出現在臉上不同的位置，代表身體不同的部位出現了問題，而痘痘長在下巴代表荷爾蒙分泌有障礙，也表示腎氣耗損或內分泌失調。

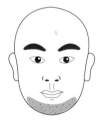

〔下巴長青春痘〕
內分泌失調
缺乏運動
體力不濟

李醫師問診 Diagnose

青春痘可能長在任何皮脂腺分布多、分泌旺盛的部位，雖然與身體狀況有關聯，但不要忽略了生病、疲勞、壓力、運動不足也都可能導致青春痘產生與惡化。

以中醫學的角度而言，下巴長青春痘，如果是女性，可能與卵巢或子宮等生殖系統循環不暢有關，男性或與房勞過度、體力透支有關，同時也可能都是痔瘡或便秘等問題；換句話說，內分泌系統紊亂造成火氣大，或是新陳代謝失調，以致於皮脂腺分泌過度旺盛，是影響皮膚長青春痘的主要原因。

保持皮膚清潔、心情放輕鬆、養成運動習慣，再加上適當的飲食調理和調整生活步調，都可以減輕長痘痘的困擾。

郭老師廚房 Cuisine

‖ 豆豉炒青蚵 ‖

青蚵對人體益處很多，因含豐富蛋白質，有「海底牛奶」之美稱。

豆豉是大豆製品的一種，食療價值高且多營養，與常見的高營養價值的食品相比毫不遜色，不僅蛋白質含量高，而且含有多種維生素和礦物質，自古就有用豆豉入藥的記載。

下巴長痘子，內分泌系統失調，反應腎氣失調、腎經脈循環不良，因此，以富含解熱功能的豆豉與健膚美容的蚵仔一起烹煮，味道鮮美，滋補保健，同時達到滋陰養血、透疹解毒、清熱除煩的雙重功效。

‖ 營養保健 ‖

青蚵就是牡蠣，能「細肌膚、美容顏」，被視為健美強身的美味海珍。豆豉既可用於烹飪，也可代菜佐餐，兼具藥用。

1. 《本草綱目》記載：牡蠣肉「多食之，能細活皮膚，補腎壯陽，並能治虛，解丹毒」。現代醫學則認為牡蠣肉還具有降血壓、抗憂鬱、促進腦機能等功能。

2. 牡蠣富含維生素及礦物質，特別是硒、鋅等微量元素含量豐富，其胺基酸組成完善。

3. 牡蠣富含天然牛磺酸，有消炎解毒、保肝利膽、降血脂、促進幼兒大腦發育及安神健腦、助睡眠、抗痙攣及減少焦慮等作用。

4. 豆豉性味苦、寒，歸經入肺、胃，具有解表清熱的功效，可治風熱頭痛、胸悶煩嘔、痰多煩擾、不能入睡。

5. 豆豉含有酶類、大豆低聚醣，可以改善消化功能，提高機體免疫功能，降低腸道有毒物質的產生，預防腸道腫瘤的發生。

豆豉炒青蚵

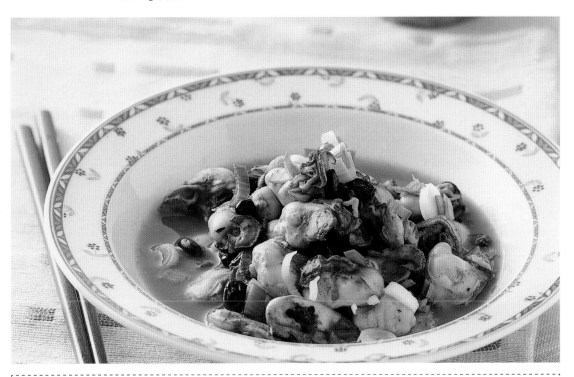

||材 料|
豆豉1大匙　青蚵半斤　青蒜1株

||調味料|
醬油1大匙　糖1/2小匙

||作 法|
1.青蚵仔細挑去碎殼，以清水快速沖淨、瀝乾。　2.青蒜洗淨，去頭尾部，切小段。　3.油鍋熱入青蚵炒，加入豆豉與調味料煮，待出水，再加入青蒜炒勻即可。

食療事典

蚵肉含多種維生素及牛磺酸和鈣、磷、鐵、鋅等成分，其中鈣含量接近牛奶的1倍，鐵含量為牛奶的21倍，是健膚美容和防治疾病的珍貴食物。青蚵亦含有豐富的鋅元素，是人體細胞需要的礦物質，也是維持免疫系統正常運作的推手，能抗流感、防感冒，並能穩定血液狀態，協助維持體內酸鹼值平衡。多吃青蚵補充鋅、硒，這是促進所有生殖器官成長的重要元素，對於味覺退化、生殖功能障礙、男性常患的攝護腺肥大症、及女性更年期症候，都有舒緩、保健作用。

下巴黑
栗子骶骨湯 滋補腰腎

經常感覺腰膝痠軟、尻部發冷、疲乏無力，其實就是腎虛，就需要補腎，所要考慮的是選擇哪一種補腎方法，不管是食補還是藥補，都要有耐性慢慢補。

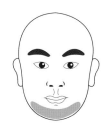

〔下巴黑〕
腰部痠痛
尻部發冷
膝腳無力
失志無自信
缺乏運動

李醫師問診 Diagnose

中醫望診，觀察下巴部位即可知腎健康與否。下巴赤紅或是黑青，是腎功能有礙之兆，這些現象會出現在病發之初，是所謂「初病」，及時留意這樣的警訊，適當理療，多能有效遏止病情發展。

以下巴發黑為例，代表腎功能不佳，容易疲累、心生厭倦，或是自覺口中有鹹味，或伴有鹹味痰涎排出。腎陰虛的人會出現咽乾口燥、腰膝痠軟、五心煩熱、夜睡不安、性功能障礙、舌紅少苔等症狀；腎陽虛的人兼有四肢冰冷、畏怕冷氣、呼吸氣短、全身乏力、小便清長、性功能失調等現象，都反應腎上腺皮質分泌功能在減退，或因積勞已一段時日，或是性生活不當。

郭老師廚房 Cuisine

‖ 栗子骶骨湯 ‖

好湯頭能決定料理的基本味道，下麵、煮粥、入菜都極方便，依食材的保健屬性，喝湯還能達到養生食療、抗老美容的功效。

就如栗子，既營養又好吃，含有大量碳水化合物，熱量雖很高，但用來滋養補充能量，改善腎虛所致的腰膝痠軟、腰腳不遂則功效明顯，還可用來代替飯食；搭配新鮮的骶骨燉湯，所含豐富鈣質，經小火精燉後完全釋放至湯汁裡，細細品嚐湯頭滑順的口感之外，更可以強腰固腎、補充戰鬥精力。

栗子與骶骨燉煮，除了攝取營養豐富的動物性蛋白質之外，更借重栗子的種種營養效益，刺激食慾、大開胃口，幫助消除疲勞、恢復體力。

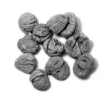

‖ **營養保健** ‖

栗子又名板栗，自古就被視為珍貴的果品，香甜味美，是乾果中的佼佼者。

1. 栗子中，含有豐富的蛋白質、脂肪、維生素B群等多種營養成分，不僅是美食佳品，也可作藥治病。它對人體的滋補功能，可與人參、黃耆、當歸等媲美。

2. 栗子，有厚實腸胃、健脾止瀉、益氣補腎、壯腰、強筋健骨、活血止血、消腫等功效，適用於腎虛所致的腰膝痠軟、腰腳不遂，以及脾胃虛弱、營養失調等症。

栗子骶骨湯

|| 材　料 | 鮮栗子4兩　骶骨1付
|| 調味料 | 鹽兩小匙

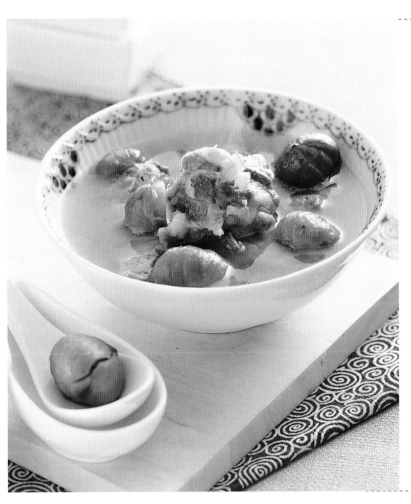

|| 作 法 |
1.尾骶骨洗淨切段，入沸水中汆燙，取出瀝乾。　**2.**鮮栗子入沸水中煮約5分鐘，取出，剝去外膜。　**3.**將1.、2.加六碗水燉煮，以大火煮開後，轉小火慢燉30〜40分鐘，加鹽調味即可。

臉邊緣灰黑
堅果蔬菜沙拉 補足精氣

正常的臉色應是紅潤有光澤，但如果自覺臉上灰灰暗暗像是蒙了塵，尤其是臉龐邊緣好似套一灰黑圈，那就表示身體某部位應該要加強養護了。

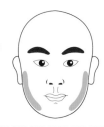

{臉邊緣灰黑青}
手腳無力易痠痛
缺少運動又懶得動

李醫師問診 Diagnose

腎為先天之本，是生命的根源，人到中年生理機能逐日衰退，就容易腎虛；少數青壯年或少年，由於體質弱或歷經大病、久病，也可能出現腎虛症狀。

中醫學所謂的腎氣，主宰人體的生長壯老、生殖繁衍和新陳代謝，與生殖、發育、成長、老化，各個階段皆有密切關係。

「人到中年百事憂」，體力漸衰，腎功能變弱，出現腰膝痠軟、耳鳴目眩、髮漸翻白、性事失調的現象越來越明顯，但這些症狀若在青壯年時期即提早發生，就要特別調養身體了。

郭老師廚房 Cuisine

||堅果蔬菜沙拉|

青壯年理當體力充沛、活力十足，但當臉色灰黯、體力常不支時，建議常吃腰果等堅果類來養精蓄力，讓身體充電。

如腎形般的腰果，富含維生素E、F及B群，和鎂、錳、磷礦物質等多種營養成分，有較明顯的強壯作用，能補充體力、消除疲勞、紓解煩躁、集中精神。

而此道堅果蔬菜沙拉，以新鮮綠竹筍、花椰菜、秋葵添加黑豆、腰果、葡萄乾一起食用，營養滿分，味道香脆爽口、低脂高纖，教人胃口大開，不會增加腸胃及體重之負擔。

||營養保健|

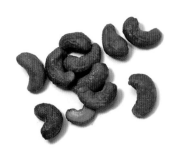

1. 腎虛的人常見症狀如夜尿頻多、失眠難睡、精力不足、畏寒怕冷、四肢冰涼、腰痠尻冷、膝腿痠軟、耳鳴目眩、性事障礙、易患感冒、鬚髮早白、面色青黑、眼眶發黑等，並非所有現象都一一呈現，但如果數據越多表示腎虛情況也更嚴重。如果目前出現臉邊緣黑暗，就要及早調養身體了。

2. 選食堅果類，如腰果、胡桃都有滋補腎氣、填充體力、添精固髓、減輕疲勞之效果；並能增進記憶、舒緩緊張煩躁、協調神經交流、幫助腺體分泌等作用；重點是不一定要經過烹煮，即可取食生果方便隨時補充。

堅果蔬菜沙拉

|| 材　料 | 腰果　糖漬黑豆　葡萄乾各1大匙　綠竹筍1枝　青花椰菜1朵　秋葵6枝

|| 調味料 | 鹽1小匙

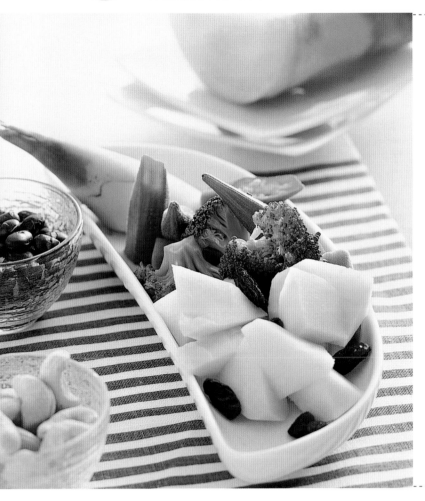

食療事典

堅果類如腰果、核桃、榛果、花生、松子等，其營養豐富，香甜甘美，有的未經加工油炸、直接風乾的乾果，即可取來生吃，腰果就非常適合吃原味。腰果仁富含蛋白質、脂肪以及多種維生素、礦物質，所含脂肪主要為不飽和脂肪酸，可防止動脈中膽固醇之沉積，維護心血管健康，降低動脈硬化、心臟病、腦中風等罹患風險；堅果類也是維生素E的重要食源，這不但是血管擴張劑和抗凝血劑，還是優質抗氧化劑。青壯年未老先衰，多吃腰果可以延緩細胞老化，氣色變好，體能變佳，保持青春的態樣。

|| 作　法 |

1. 綠竹筍洗淨切去筍尖部、入滾水中煮20分鐘，取出待涼，再去外殼、切去粗部，滾刀切小塊。**2.** 青花椰菜摘小朵、洗淨，秋葵洗淨、入蒸鍋中蒸約5分鐘，秋葵切半。**3.** 將1.、2.排盤，撒上鹽及腰果、黑豆、葡萄乾即可。

Elder Age

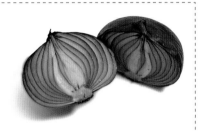

食得妙 回復體力百年好

平衡養生　祛病健身

中醫天人合一的養生觀最重視飲食，認為「不知食宜者，不足以全生」，飲食具有酸、辛、苦、鹹、甘五味，而食物五味與人體的五臟又有密切關係。中醫就有五味歸五臟的說法，即「酸入肝、辛入肺、苦入心、鹹入腎、甘入脾」，選擇符合自身所需的飲食，才能享受美味佳餚，又祛病健身、延年益壽。

中老年人養生的要義在於平衡，即保持身體的平衡以及與外部環境的和諧，從傳統養生的寶庫中汲取知識，有助於健康體魄。現在成年人中各種與生活有關的疾病，如高血壓、高血脂、糖尿病等富貴病，甚至於癌症都日益增加，因此，提倡積極健康的生活方式十分重要。

而傳統養生就在日常的飲食起居中，只要掌握了正確的方法，飲食起居無處不養生。古代養生專家就明訓「常帶三分飢餓寒」，可見飯吃七分飽，實為長壽的秘訣之一，吃飽對症又吃巧，常保腦筋靈活清醒，祛病健身體力好，擁有心身舒宜的中老年快樂生活。

看氣色 健康吃 Enrich the Life

禿髮、白髮
首烏黑豆骶骨湯 烏黑頭髮

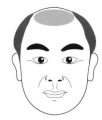

各個臟器在生理上互有相繫，病理上相互影響，由外在形體的特徵改變，可觀察到生理內在系統的失調，進行食療調理。

{禿髮、白髮}
腎氣不足　老化加速
內分泌失調　傷心失意過度

李醫師問診 Diagnose

腎氣不足會引起的症狀很多，禿髮、白髮也是其一。

鬚髭毛髮的生長、著色與腎氣盛衰有密切關係；腎臟外在的光采亦表現在頭髮鬚髭上。這也是全身氣血興衰的指標，腎氣虧損，元氣不足，是衰老的根源。常見的症狀如：腰痠腰痛、膝腿痠軟、精神不振、頭暈目眩、鬚髮早白、耳鳴耳背、手足冰冷、牙齒鬆動、內分泌減少、性功能障礙；表現在毛髮上，常是鬚髮失榮，變脆變灰、髮白稀疏，甚至掉落變禿。

延緩衰老、防治老人病，可藉由食療來養髮，也要保持心情舒暢，維持人際互動，可減少致病因素，增強身體抵抗力。

郭老師廚房 Cuisine

|| 首烏黑豆骶骨湯 |

腎為先天之本，要延緩衰老、防止老年病，補養腎氣是很重要的，從飲食方面著手，才是固本之法。

中老年人的飲食要求，在於高蛋白、低脂肪、少熱量、多纖維；多吃有抗氧化效果，如富含維生素C、E及B群的食物，特別是B群中的膽素和肌醇，如大豆類、青綠蔬菜、小麥胚芽等，可促進毛髮生長、防止掉髮；同時，少食油膩厚味重、刺激性強食物，就是最簡單的食療保健法。

何首烏滋肝腎、補氣血作用顯著，此道湯品集結何首烏和黑豆天然的抗老防衰功效，達到補精髓、益血氣、烏鬚髮、強活力的目的。

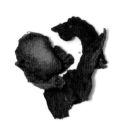

|| 營養保健 |

何首烏是一種補血藥，經常食用能「益氣血、黑鬚髮、悅顏色」，長期服用則「長筋骨、益精髓，延年不老」，因其含有多種能強化人體生理活性之成分。

1. 含卵磷脂、粗纖維、蛋白質、澱粉和多種維生素，能協助清膽固醇、降血壓、減輕動脈硬化；強化神經系統傳導，避免反應遲鈍；促進腎上腺皮質激素分泌，所以能抗老防衰，烏黑髮髭。

2. 這些活性成分，能保護人體免疫器官結構，調節和增強免疫系統功能，提高抗病力。

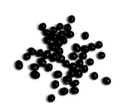

首烏黑豆骶骨湯

|| **材　料**| 何首烏3錢　黑豆4兩　骶骨1付
|| **調味料**| 鹽2小匙　料酒1大匙
|| **作　法**|

1.骶骨洗淨、洗淨，入熱水中汆燙，取出清洗瀝乾。　**2.**黑豆入乾鍋中，中火炒至微裂、香味釋出。　**3.**何首烏用清水快速沖淨。　**4.**將1.、2.、3.加六碗水用大火煮開後，轉小火煮35分鐘，加調味料即可。

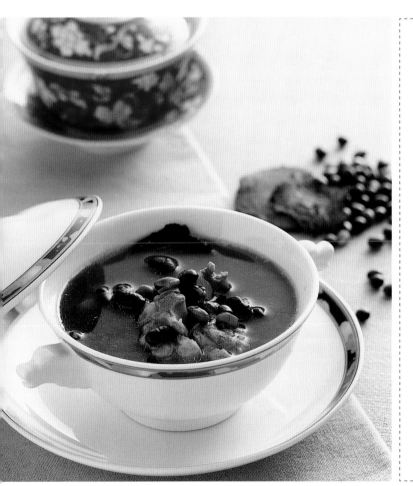

食療事典

何首烏入藥又可食，其食療效用一舉多得。其性溫，味苦中帶甘、澀，是滋陰補血要藥，對血虛體弱、腰膝痠軟、頭暈眼花等現象有效，調補得宜自能防止未老先衰。由於何首烏的補性溫和，對於虛弱衰老、一時無法接受人參大補的中老年人而言，用何首烏來調配烹調食療品，反而更具滋補之實益。人一步入中老年，最先出現的老化徵兆，常是肝腎虛弱，首烏長於補肝虛、養腎元，尤其是心血、腦血供應不足者更適合用何首烏來調補。

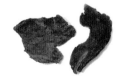

上眼瞼浮腫
天麻魚湯 止暈眩頭痛

中老年人常會覺得自己眼睛變小了，嚴重者甚至有眼皮浮腫的現象，看起來好像沒睡飽的樣子，很可能是腦心血管有症狀了。

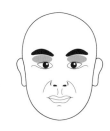

{ 上眼瞼浮腫 }
睡眠品質不好
腦心血管循環不良

李醫師問診 Diagnose

眼瞼，即眼皮，分上眼瞼及下眼瞼，由皮膚、肌肉、結膜等組成。眼瞼會出現的症狀很多，上眼瞼浮腫，常因睡前喝太多水、睡眠不足、睡眠品質不佳或腦心血管運作出問題了，以及哭泣中入睡。

偶發性眼瞼浮腫，只要充分休息，避免勞累，睡前不多喝水，就能改善。如果長期浮腫不消，則是一種病態，長期睡眠不足、經常熬夜、睡眠時枕頭過低、都使眼瞼浮腫；而眼結膜發炎、心臟病、心血管病變或循環障礙、慢性消耗性疾病等，也是造成眼瞼浮腫的主要病理因素。

郭老師廚房 Cuisine

|| 天麻魚湯 |

很多中藥食療藥膳將天麻與一般食材搭配，例如與雞肉或魚類一起燉湯，結合肉類與魚類蛋白質，湯味更顯甘鮮，食療效益也相對補強。尤其是天麻魚湯，魚肉性質溫和，富含蛋白質，特別是與魚頭同煮，能攝取豐富的天然膠質，可以增進腦智，減輕頭痛，並延緩腦力退化的速度；而且其性味溫和，老少皆宜，一年四季均可食用。

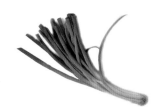

|| 營養保健 |

天麻性平、味甘辛，藥性柔潤，作用平和，能息肝風、止頭痛、促血行。

1. 天麻自古即被肯定是治療暈眩、頭痛的良藥，尤其是肇因於肝氣不暢、肝風之頭痛症狀，伴隨出現暈眩、抽搐，所以被稱為「祛風之王」。
2. 天麻還能舒緩眼花、神經衰弱、高血壓等症，並能提氣益神，可使神志昏迷者甦醒回神。
3. 天麻被施用在輔助治療血管神經性頭痛、偏頭痛、腦震盪後遺症等效果顯著，對風濕疼痛、風濕性關節炎、肢體麻木、癱瘓方面也有治療效果。

天麻魚湯

| **材　料** | 天麻1錢　鮭魚6兩　薑絲　蔥絲各1匙 |

| **調味料** | 鹽2小匙　料酒1小匙 |

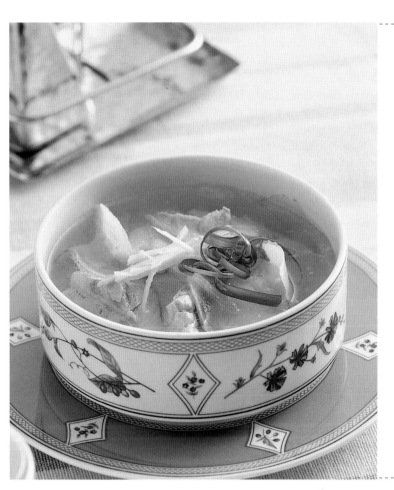

食療事典

天麻味甘性微溫、療效平和，不膩不滯，不燥不熱，少有副作用，是能平補肝虛諸症之佳品。在實際運用上，以天麻輔助治療高血壓、動脈硬化、內耳前庭病變所造成之暈眩、耳鳴等，有一定之療效。如果經常眼瞼浮腫，同時又不時頭暈目眩、頭部緊縮發痛、偏頭痛、睡眠品質低落，尤其一向有高血壓情況者，就極適合食用天麻魚湯，而且以魚效果會勝過雞肉、排骨等肉類，因為可以減少動物性脂肪之攝取。但如果口乾舌燥、咽喉作痛、便秘、貧血頭痛，就不宜用天麻來止痛。

作　法

1.鮭魚洗淨切薄片，天麻以清水沖淨。。　2.鍋中入三碗水加天麻同煮，用大火煮開後，轉小火煮5分鐘。　3.再入魚片煮1分鐘，加薑、蔥絲與調味料，再煮滾一次即可。

下眼瞼浮腫

味噌魚湯 健胃整腸

飲食能養身治病，亦能傷身致病，如果相宜則益體，生害則成疾。因而必須合理膳食，講究烹飪，食飲相宜，始有助調養腸胃、延年益壽。

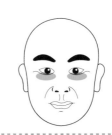

〔下眼瞼浮腫〕
長期疲憊
飲食習慣不好
腸胃問題多

李醫師問診 Diagnose

下眼瞼浮腫就是眼袋大。由於眼瞼皮膚很薄，皮下組織薄而疏鬆，很容易發生水腫現象，雖然有的是遺傳使然，但多數常肇因於腸胃功能不好、飲食習慣不良，或是身心疲累的累積，致使代謝失調、水分排泄不暢、淋巴回流緩慢，就很容易造成眼瞼浮腫，而且隨年齡的增長愈加明顯。

充足的睡眠，臨睡前少喝水，將枕頭適當墊高，讓水分能透過血液循環而分流，不堆積在眼瞼部。適量的運動，可加速新陳代謝，較快速消除疲勞，並讓汗尿排泄變得通暢，也可紓解體內水液的積滯，減少眼瞼水腫。

郭老師廚房 Cuisine

‖ 味噌魚湯 ‖

味噌魚湯，清爽的味噌湯中加入鮮魚與其他配料，除了香醇的味噌外，鮮嫩的魚肉及魚皮膠質，入口即溶，是一道四季皆宜湯品，值得推薦。

味噌用大豆發酵製成，經過研究證實，味噌含有一種特殊酵素，能促使體內的放射線排出，所以極適合接受放射治療和化療的人食用，可減輕治療後的不適症；還可以幫助消化、補充營養，中老年人腸胃功能低落，或是長期體力透支的人都可以常食用。味噌湯被日本人視為國寶湯是大有道理的。

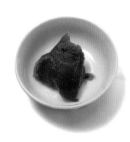

‖ 營養保健 ‖

味噌含有許多天然抗氧化劑，能夠抑制體內自由基活動，預防老化。

1. 含有異黃酮素，是一種植物性雌激素，功能與女性荷爾蒙類似，能抑制體內與激素有關之惡性腫瘤生成，減少乳癌、子宮內膜癌等風險。

2. 味噌是植物性蛋白質及必需維生素的最佳來源，有低熱量、不含飽和脂肪酸及膽固醇之優點，能增進體力、消除疲勞，但也不要喝太多，尤其是腎臟病、心臟病、高血壓患者，因為鹽含量太高，會增加心腎負荷，使下眼瞼水腫難消。

味噌魚湯

|| 材　料 ||
鮮魚4兩　海帶芽1小匙　洋蔥1/4粒　豆皮2片　豆腐1/2盒　味噌醬2大匙
|| 調味料 ||
糖2小匙

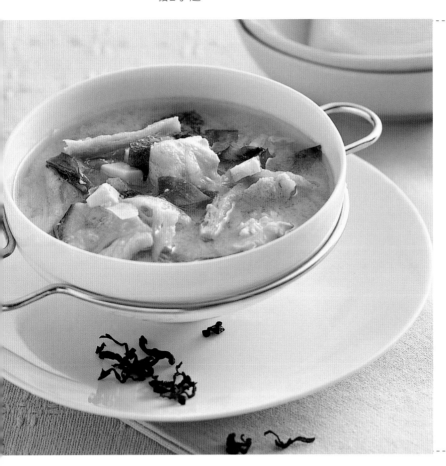

|| 作　法 ||
1. 鮮魚洗淨切薄片，洋蔥洗淨切細絲，豆皮切細絲，豆腐切丁，味噌醬加一碗水調勻備用。　2. 鍋中入三碗水加洋蔥同煮5分鐘，再依續加入魚片、豆皮絲、豆腐丁、海帶芽。　3. 待滾後再加入調好的味噌醬、調味料即可。

眼尾皺紋多
醋拌蓮藕 清熱寧神

眼尾皺紋提早出現，因長期精神緊張，或是疲勞過度，甚至縱慾過度都可能造成魚尾紋，該如何調養健康呢？

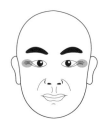

〔眼尾皺紋多〕
慾望過重　縱慾過度
感情太豐富
長期緊張壓力

李醫師問診 Diagnose

皮膚產生皺紋與臟腑功能、心理因素都有關，一旦造成傷害，在臟腑所對應區域的皮膚就會留下痕跡。

眼尾皺紋多，常因過度疲勞、睡眠不足或睡眠品質低，或房事過度所引起。隨著年齡增長，眼睛周遭組織失去彈性、循環變差，也會出現皺紋，四十五歲以後會越來越明顯。

這還要考量到更深層的健康問題，就是肩膀和頸部的肌肉也慢慢在老化、彈性在降低，肩關節也逐漸變僵硬，五十肩可能無聲無息就出現。可先從按摩肩膀和頸部入手，使其完全舒展，並配合食療，有機會慢慢回復年輕。

郭老師廚房 Cuisine

∥ 醋拌蓮藕 ∥

蓮藕含有豐富維他素C與膳食纖維，蓮藕味甘甜、質脆而性寒，加醋加糖調味的酸甜感覺很受歡迎，特別是在炎熱夏天、或對體質熱性的人是很適合的。

醋拌蓮藕可以涼血緩降血壓，又能清心除煩、紓解緊張壓力，並促進循環，減輕便秘之苦，對積疲已久的身心舒壓清涼之效頗具功用。

蓮藕生食熟食兩相宜，而且營養價值及藥用價值都相當高，它全身都是寶，都可入藥發揮特有效益。蓮藕生食可清熱消瘀、止出血；熟食則健脾開胃、保健強壯，一般人都適合食用。

∥ 營養保健 ∥

蓮藕、蓮子、蓮花、蓮葉、蓮梗（柄）、蓮鬚、蓮心、蓮蓬，全都有食療效益，是老少咸宜的滋補良品。

1. 蓮藕生食可清熱潤肺、除煩解憂、安神散瘀、解渴止嘔、清肝潤肺之功效顯著；熟食則養血生肌、開胃健脾、補養五臟，提供豐富的營養成分。長吃生藕可解壓降慾，魚尾紋也較難浮現。

2. 經常食用蓮的部位有蓮子、蓮花、荷葉等。蓮子鎮靜安神，蓮花解憂除煩，蓮心降壓強心，荷葉清暑解熱，都適合做為食療素材。

醋拌蓮藕

|| **材　料**| 蓮藕1節　紅椒1/4粒　小黃瓜1/2條　大蒜2粒
|| **調味料**| 白醋2大匙　糖1大匙　香油1小匙　鹽1小匙

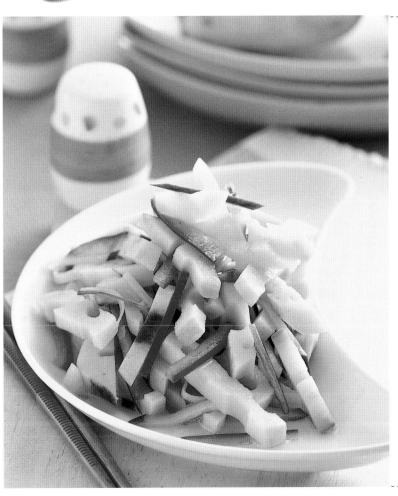

食療事典

蓮藕含有抗氧化之多酚類成分，避免與金屬、鐵器接觸，不要用鐵刀來切，或用鐵鍋烹煮，否則食物會變黑。蓮藕中含豐富的單寧酸，這對中老年人而言，是極重要的保健成分，它能幫助縮收血管和止血，可止流鼻血、尿血、便血、並化淤血，可為白血病患者之輔助食療品；同時含有較多量的鐵質，能防缺鐵性貧血，也避免使人變得虛弱。由於藕性屬寒，體質虛弱、脾虛腹瀉的人，不宜生吃蓮藕。

|| **作　法**|

1. 蓮藕洗淨、去頭節、切條狀，入水中煮至滾後迅速撈出、瀝乾，入冰水中冰鎮一下。　2. 紅椒、小黃瓜洗淨，切細絲，大蒜去膜、切碎。　3. 將1.瀝乾，加入2.及調味料，拌勻即可。

左右眼大小不一
海參雞湯 調和身心

左右眼睛大小不對稱，差別不明顯，都屬正常，仔細觀察自己眼睛是否對稱，若差異很明顯，或是一累，或到傍晚大小眼就出現，就要注意身體了！

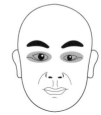

{左右眼大小不一}
心有餘力不足
思考與作為落差太大
得失心重

李醫師問診 Diagnose

右腦主宰感性和情緒，左腦則管理邏輯和數理，健康的人，左右腦平衡發展，眼正、大小一致；如果左右眼大小不一，即反應出思慮不平衡，性情多變化。

左眼較大，其人較注重權勢、數據和邏輯，情緒管理能力較低落，較不易溝通，也較自我中心；右眼較大，則此傾向感性和主觀，決斷力較薄弱，容易改變心志。兩眼高低不一，眉形也高低落差大，要注意是否內分泌系統失調？情緒起伏是否無法自控？這對身心的傷害都很大的。

郭老師廚房 Cuisine

|| 海參雞湯 |

海參有高蛋白、低脂肪、低膽固醇之特質，最能滿足現代優質飲食的訴求，傳統習慣上也都把海參視為滋補珍品，非常適合營養過剩、血壓高、心臟病，及長期虛勞疲累的中老年人，以及體質虛弱、抵抗力差、易感冒的人和兒童等食用。

海參烹調方法很多，因其本身味淡，清淡或濃郁，取決在調料，配料調味得宜，就能製成美味佳餚。

這道海參雞湯不須大費周章，短短的時間就能完成，食用此湯品的目的，主要是富含多種胺基酸類，如果加熱時間過長，有效成分反而被破壞。

|| 營養保健 |

海參富含蛋白質、礦物質、維生素等多種天然珍貴活性物質。

1. 其所含的軟骨素成分，可明顯延緩肌膚老化的速度，提升免疫功能，達到延壽抗衰老的作用。經常食用，對腎虛引起的老化、夢遺陽痿、遺尿、性功能減退等頗有補益。

2. 海參體內所含多種胺基酸和礦物質，能夠增強組織的代謝功能，強化細胞活力，並增進造血功能，需要體力的中老年人可經常食用，以補其精力不足。

海參鷄湯

|| **材　料** | 白參1尾　鷄腿1隻　薑1段
|| **調味料** | 鹽2小匙

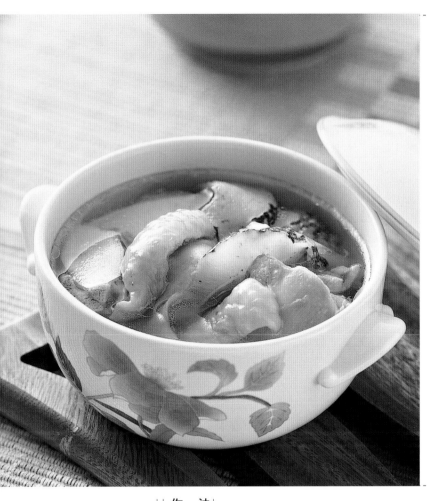

食療事典

海參是良好的滋補食療品，能消除疲勞，延緩老化，提高免疫力，增強抗病力，並能調和身心，平和情緒。海參因能參與血液中鐵質的輸送工作，使細胞可以獲得充分的氧量，可舒緩貧血，並提振活力。同時海參能調節人體水分平衡，孕婦腿腳浮腫、肝硬化水腫、營養不良引發的水腫都適合；海參的精胺酸含量很高，能改善腦神經、性腺神經傳導作用，有助調整兩眼的大小及位置之正歪。因補腎益血效果佳，懷孕婦女、手術後、更年期婦女、老年性血氣衰者宜常食用。對中老年早衰性腦智退化，也有遏止惡化之效果。

|| **作　法**

1. 鷄腿洗淨切塊、入熱水中汆燙，取出再沖洗乾淨，薑洗淨切片。　**2.** 白參用刀在腹部劃一刀、挑出腸泥、洗淨，入熱水中汆燙，取出再沖洗乾淨，斜切薄片。

3. 將1.加四碗水用大火煮開後，轉小火煮15分鐘，再加入2.煮5分鐘，加調味料或勻即可。

食得妙　回復體力百年好

79

兩眼間皺紋多
苦瓜雞湯 退火解煩憂

當不再年輕，除了煩惱長斑點外，讓人在意的還有皺紋，一旦臉上出現皺紋，不同部位各有健康意涵；而出現在兩眼之間，可是對應到心臟，而且也反應心緒問題。

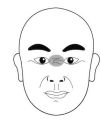

{兩眼間皺紋多}
煩心　思慮過多
心臟血管功能不良

李醫師問診 Diagnose

在兩眼之間的鼻根部位，是觀察心臟健康的一個據點。心肺皆居胸中，主宰人的生命，藉由此區域的色塊顏色及紋路變化，可推測身心變化是否健康。

眉眼間詮釋著個人性情剛柔與行為進退，也看體況之盛衰。如果皺紋密布，此人常多憂心壓抑、煩惱多，喜鑽牛角尖，較容易有心血管方面的疾病。

要多注意心臟健康，留意可有腦中風之跡象。而精神壓力與心臟血管疾病也常交互影響，而造成整體心血循環不良，情緒無法高張，建議要放輕鬆，多接近大自然，亦可配合靜坐冥想，讓腦子減輕負擔。

郭老師廚房 Cuisine

苦瓜雞湯

苦瓜具有特殊苦味，但吃了有苦盡甘來之尾蘊，所以普受歡迎。而通常偏食苦瓜的人，也表示其心火較旺、火氣較大，需要苦瓜來清熱瀉火，除煩解憂。

吃苦瓜好處多多，可以協調降壓、降膽固醇，調節體內的脂肪平衡，糖尿病、高血壓、肥胖症者都適合。

尤其在炎炎盛夏，人心多浮躁不安，輾轉難眠，也較沒食欲，尤其中老年人，納食、消化、吸收都可能一併降低功能，此時來一盅苦瓜雞湯，不但能補充所須養分，且能清心除煩，紓解心胃火氣，維持正常血壓值。

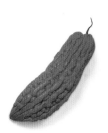

營養保健

苦瓜的獨特苦味，對身心健康是有不同含意的。

1. 苦瓜產生「苦」的成分是金雞納霜，能調節體溫中樞，抑制其異常的興奮程度，達到退燒消暑的效果，苦瓜生食，更顯解熱作用。
2. 苦瓜含有活性蛋白質和維生素B17，能增強對癌症的抵抗力及預防力，提高免疫功能。
3. 苦瓜能刺激味覺神經，使人增進食欲，並促使腸系加速蠕動，助消化和排泄。

苦瓜鷄湯

|| **材 料**| 苦瓜1顆　雞腿1隻　　|| **調味料**| 鹽2小匙

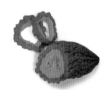

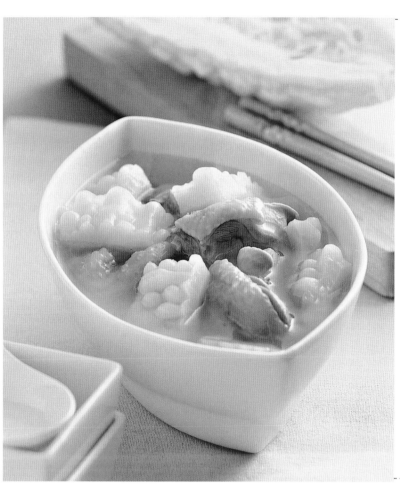

食療事典

中國醫學取苦瓜能除熱、解疲勞、清心明目等作用，用來食療調整心血管功能障礙，並解憂鬱除焦躁。但苦瓜性涼，不宜一次攝食太大量，而且脾胃虛寒，經常腹瀉，或是先天體質虛弱，或女性月事失調者，都不宜多食。苦瓜還有很好的美容效果，可抗氧化、消青春痘，調節脂肪平衡，是塑身減重的好幫手。步入中年之後因基礎代謝變慢，脂肪堆砌漸明顯，適量補充苦瓜類食膳，可保護心血管，並避免脂肪肝。

|| **作 法**|

1.苦瓜洗淨，去頭尾部，切半、去籽、再切小塊。　2.雞腿洗淨，入熱水中汆燙，取出沖淨瀝乾。　3.將苦瓜與雞腿加五碗水用大火煮開後，轉小火煮25分鐘，加鹽調味即可。

兩耳枯黑
紅糟羊肉湯 氣血循環好

肩頸痠痛不已、腰部僵直、手腳冰冷、臉色蒼白，或是某一個姿勢維持太久，就感到痠麻難過，這都是一種警訊，讓您知道自己的血液循環不夠順暢。

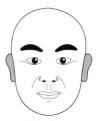

〔兩耳枯黑〕
生活品質差　身心俱疲
老化加速　腰部僵硬冰冷

李醫師問診 Diagnose

健康的耳質肉實厚而潤澤，沒有疙瘩隆起，看不到明顯的血管，耳輪要平整滑順。耳廓較長，耳垂肉豐滿，象徵腎氣充沛，身心活力比實際年齡年輕。

因為耳朵是腎臟外應的器官，健康的耳色，應該是微黃而有血色，耳朵顏色一旦起變化，依不同部位又可更深入觀察健康。

全耳蒼白，多因受風寒或貧血；全耳發青且黯濁，是身體有劇痛，如疼痛症患者耳色常呈青黑。耳垂又青又黑，可是房勞過度的痕跡；耳外緣（耳輪）焦黑、乾枯，是腎氣極為虧虛；耳垂單薄呈咖啡色，要留意腎臟健康與血糖值高低。

郭老師廚房 Cuisine

‖ 紅糟羊肉湯 ‖

紅糟即紅麴，是精選圓糯米透過紅麴菌發酵而成的產物，能調節代謝循環，對諸多文明病皆有防禦作用。為了防止老化，改善衰退之症候群，如記憶力減退、血壓升高、膽固醇值過高、腰腳不靈活、血流不通暢等，推薦紅糟羊肉湯。

羊肉溫補促血液循環，能增強禦寒能力，暖和身體和四肢，並能補腎壯陽，最適合冬天進補；而中老年人體漸虛，血行漸滯礙，其他季節亦可酌量食用。

‖ 營養保健 ‖

中國人利用紅糟食補已有千年以上的經驗，迄今客家家庭仍會自製紅糟為女兒媳婦做月子餐。

1. 紅糟的營養效益主要在紅麴成分，它能產生許多對人體有益的物質，可促進血液循環，減輕貧血症狀，加速新陳代謝，調降血糖、血壓，防治心血管疾病。
2. 紅麴含有抗菌殺菌之活性物質，可防腐，並促腸胃消化吸收功能；還可抑制膽固醇合成，減少其在血管壁之沉積，可防動脈硬化發生。

紅糟羊肉湯

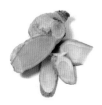

|| **材　料**| 羊肉12兩　紅糟醬2大匙　薑1段
|| **調味料**| 糖1大匙　醬油1大匙　料酒1大匙
|| **作　法**|

1.薑洗淨、拍碎,羊肉切塊清洗瀝乾。　**2.**油鍋熱,入薑爆香、再入紅糟續炒至微焦,再入羊肉炒,加入調味料炒勻。　**3.**加六碗水用大火煮開後,轉小火煮45分鐘,待羊肉軟爛即可。

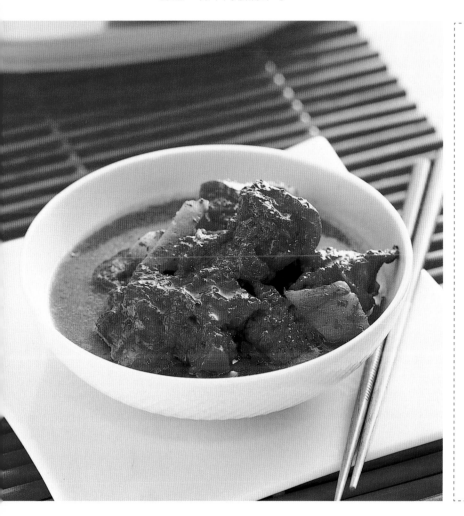

食療事典

紅糟性溫味甘,能活血去瘀、健胃固脾,用來烹調料理,滋補養生作用明顯,可改善血液循環,去瘀血,使四肢溫暖;也適合用來調理女性經帶不順,以及產婦做月子,可促子宮排瘀。紅糟也能促進肝臟營血功能,並保護肝臟肝細胞再生。當血液循環不良,基礎代謝變慢,脂質代謝不理想之時,紅糟類料理可協助您排除這些生理障礙。

食得妙　回復體力百年好

耳垂皺紋多 十全大補雞湯 抗老防衰

{耳垂皺紋多}

腦力不濟
腦心血管超載
老化癡呆傾向

人到中年以後，身體狀況呈現衰退狀態，各項器官組織功能顯著下降，為了抗老防衰、維持體能，必須多管齊下，飲食管理是其中極重要的一環。

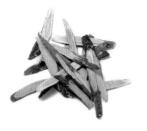

李醫師問診 Diagnose

歷代以來，關於從耳察病醫病的診治成果十分豐碩，整合學說與臨床實務，可以理解到耳朵猶如是一個倒立的胎兒，大致分為上、中、下三段，分別對應腹腔以下部位、胸腹腔、胸腔以上（包括頭頸部）。也就是說耳垂反應著頭部的健康狀況；同時耳垂密佈著毛細血管，如果血液循環有礙，無法供應末梢部分充分的血氧，皺紋因此而形成。所以當耳垂出現皺紋，表示要注意腦神經及心血管的健康。

郭老師廚房 Cuisine

‖十全大補雞湯‖

肌膚的變化可以提供我們選擇適當膳食的指標，耳垂多皺紋、色變枯，顯示腦心血管循環不通暢，同時也反應出肌膚細胞在日趨老化，所以當適時補充多種營養與蛋白質，這也是十全大補雞湯的食療效用所在。

「十全」包括以下的中藥材：黨參、白朮、茯苓、甘草、當歸、川芎、熟地、炒芍、黃耆和桂枝、紅棗、枸杞子等，綜合這些中藥材的藥效，又加入雞肉來燉湯，滋養強身、雙補氣血之效果更明顯。

當年紀漸長、腦力漸退化，就當注重保養，適時運用食療來調補氣血不足，改善虛弱現象。

‖營養保健‖

十全大補湯利用十餘味的藥材，其綜合作用對防止老化有一定的效果。

1. 補氣血、調理各種虛損之症、改善老化性之虛勞乏力、五臟功能減退、抵抗力降低、代謝循環減慢、精神變衰弱等，亦能預防更年期婦女崩漏現象。

2. 能激發體內巨噬細胞的吞噬功能，增強免疫系統功能、改善體質；並能增加紅血球數及血紅蛋白量，促進造血功能，防治老人血虛貧血。

3. 此湯品能調節中樞神經活動，維護腦和脊髓正常循環，避免腦退化。

十全大補鷄湯

|| 材　料 |
黨參、白朮各2錢，茯苓、甘草各1錢，當歸、熟地各2錢，炒芍、川芎各1錢，
黃耆2錢，桂枝1錢，紅棗8粒，枸杞2錢，雞腿1隻

|| 調味料 | 鹽2小匙　料酒1大匙

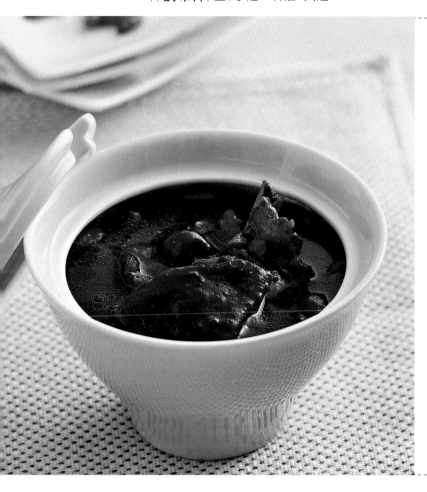

食療事典

十全大補湯，是結合補氣的四君子湯，與補血之四物湯合為八珍，另加黃耆、桂枝合而為之十全，是能雙補氣血，改善全身衰弱的補養劑。其中黨參、白朮健脾補氣；茯苓祛濕瀉熱，促進食欲、增強消化和吸收；當歸、炒芍、川芎補血生血、促進血液循環；黃耆助陽益氣；熟地滋陰益腎、填精益髓。十全的補養作用是全方位發揮，各種年齡都適合，就中老年族群而言，取其能養血益氣、生津強筋，促進血液循環，加強新陳代謝，促進免疫功能，有防癌、抗老防衰的效果。

|| 作　法 |
1. 藥材清水快速沖淨、瀝乾。　**2.** 雞腿洗淨切塊，入熱水中汆燙，取出沖淨瀝乾。　**3.** 將1.、2.加六碗水用大火煮開後，轉小火煮35分鐘，加調味料即可。

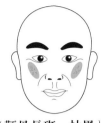

顴骨長斑、枯黑
薑絲蜆仔湯 清肝解鬱

斑點是會透露年齡,一提到老,總聯想到老人斑、肝斑、而出現在顴骨上的斑常會聚集成一整片,且十分顯眼,如併見顴骨色青黑,就要注意肝功能了!

{顴骨長斑、枯黑}
肝臟功能不良
生活壓力大　易有五十肩

- -

李醫師問診 Diagnose

肝臟就是人體內的化學工廠,專職司管排毒工作;同時也像一座中央銀行,統管全身體氣、血液、水液之進出流通。影響肝功能的因素很多,情緒、睡眠、飲食、菸酒、以至於藥物,都會影響肝臟疏洩功能。肝火盛旺、肝陽上亢指的就是肝臟疏洩的機能太過,而出現熱象,這多與精神因素相關,會出現頭痛暈眩、眼腫眼赤、口苦口乾、急躁易怒、耳鳴、便秘等,表現在臉上的則多在顴骨區出現色素沉著、黑斑密佈。要保肝養肝,首先就是要減輕肝臟負擔,讓其疏通功能順暢,情緒、飲食、睡眠都有關鍵性之影響。

郭老師廚房 Cuisine

|| **薑絲蜆仔湯** |

蜆仔有良好的清利作用,能降肝火,解肝毒,促進肝臟功能;同時,蜆仔能紓解黃疸現象,改善肝分泌功能。蜆仔煮湯被公認是清肝疏火、解肝鬱良品。

蜆是蛤蜊的一種,性平微寒,搭配性溫的薑絲煮湯,能中和其寒,並藉薑辣素揮發之性,可促進血液循環,加速代謝作用,以調節肝陽去肝火,並能紓解慢性肝炎,減輕疲累,進而淡化顴骨上的斑痕。

|| **營養保健** |

蜆仔是天然的保肝食品,能利水除濕、清熱消炎,適合肝功能失調、膽汁分泌失調者食用。

1. 蜆仔適合作為平日養肝膽的輔助湯品,因含有多種胺基酸,有助調整體質,適合各種年齡層食用,但蜆仔較韌,不容易消化,兒童及老年可只取湯汁,一樣具保肝效果。

2. 蜆肉還含有鐵質、牛磺酸,適合貧血者,可增進造血功能。但因現今多由人工養殖,要注意蜆仔的來源,確保無污染、無殘留藥物,否則未利肝反先害肝。

薑絲蜆仔湯

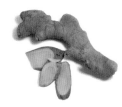

| **材 料**| 蜆仔6兩　薑絲1大匙　　　　　|| **調味料**| 鹽1小匙

|| **作 法**|

1.蜆仔入清水中、用雙手搓揉洗淨,去雜質,再洗淨。　**2.**鍋中入兩碗水用大火煮開後,入蜆仔煮、再加入薑絲,待蜆仔開口,加鹽調味即可。

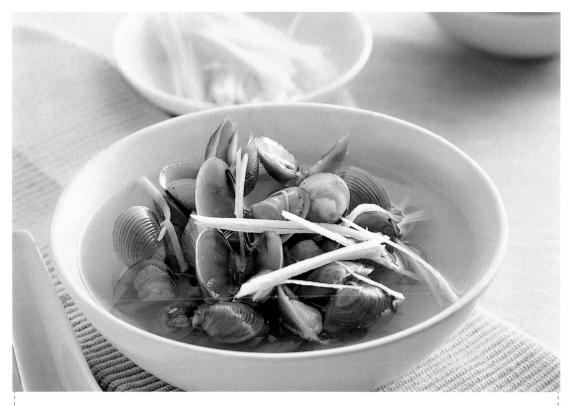

食療事典

蜆仔俗稱蜊仔,含有肝醣、蛋白質、鈣、磷、鐵質等,以及多種維生素,有清爽的口感,具滋陰、軟堅、明目、化痰等作用,並能抑制膽固醇在肝臟合成的速度,促使膽固醇排出,減輕肝臟及心血管的負擔。同時因口感清冽甘美,吃了有開心除煩、紓解鬱卒、調和脾氣之效果。經常配食能調理身心,滋補養肝、促進代謝,可以較快速消除疲勞、回復體力。

人中僵硬
枸杞酒蝦 補精延壽

步入中老年是人生一個大轉折，心理、生理、免疫機能漸走下坡、老年疾病會加重，因此，中老年人要維持規律的運動，保持好的腰力。

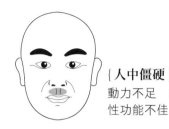

{人中僵硬}
動力不足　說多做少
性功能不佳

李醫師問診 Diagnose

人中是位於鼻與上唇之間的一條溝痕，對應人的生命力、生殖系統及泌尿器官。人中宜深、長、闊，同時要有彈性、動感，相對應之系統必然運作通暢；如果淺、短、窄，且僵硬木然，則反應生殖、泌尿狀況困滯，生命力消減。

換句話說，人中僵硬腎氣虛、體力不足，性功能也易生障礙；建議多協助做些家務勞動，這是運動與靜養、腦力與體力的結合，如掃地、曬收衣物、澆花等，不同情況的中老年人都可適度運用。但避免提重物，或是超過體力負荷的粗重事。

郭老師廚房 Cuisine

|| 枸杞酒蝦 |

蝦含豐富蛋白質，營養價值很高，且脂肪含量很低，多為不飽和脂肪酸，對心臟活動具調節作用，有助降低血液中之膽固醇，防治動脈硬化、冠心病和心肌梗塞。

同時，蝦子是微量元素銅的重要來源，是人體製造血紅素不可缺的物質；又能加強毛髮的著色能力，減緩髮白的速度；重點是能提振您的活力，顯得比實際年齡年輕。

蝦的蛋白質纖維也比較細、結構鬆軟，水分含量較多，容易被消化吸收，很適合中老年人食用。枸杞子煮蝦，能滋補肝腎、明目安神、堅筋壯骨，改善肝腎陰虧、腰膝痠軟等症。

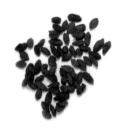

|| 營養保健 |

枸杞具補腎養肝、生精明目之效，能堅筋骨、消疲勞、抗衰老。對肝腎血虛引起之虛勞咳嗽、頭暈目眩、腰膝痠軟、視力減退、性功能減弱等現象多能改善。

1. 枸杞富含胡蘿蔔素、維生素B1、B2及C和礦物質等多種成分，有很好的抗氧化作用，能增進造血功能，預防動脈硬化、脂肪肝，是養心保肝常用之保健品。

2. 枸杞也能調節免疫力，激活細胞、加速血尿素排泄、降低肌肉內乳酸堆積，減輕肌肉痠痛，迅速消除運動後的疲勞。

枸杞酒蝦

|| 材　料| 白蝦6兩　枸杞3錢　　　　　　|| 調味料| 料酒3大匙
|| 作　法|

1. 蝦剪去頭鬚及尾刺，用剪刀在蝦背中剪開，剔去腸泥，洗淨瀝乾。　2. 將1.加枸杞及料酒煮，大火煮開後轉小火，待蝦熟、酒氣蒸發即可。

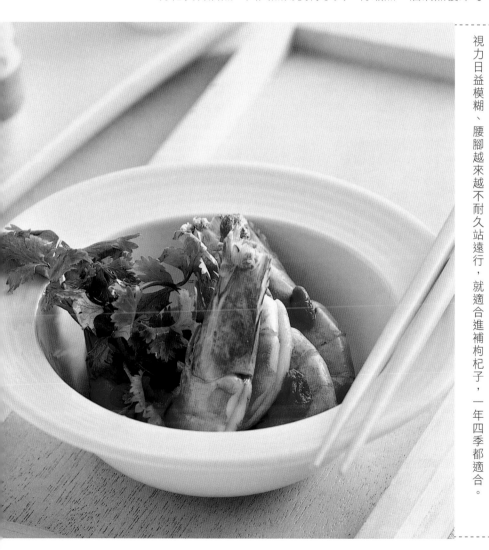

食療事典

枸杞子性平味甘，「久服堅筋骨，輕身不老」，是一種能強壯延壽的保健食品，因為顏色近似血色，紅色入心，能促進血液循環、增強造血功能、助人提振陽氣，所以很多人對它情有獨鍾；只是，感染發炎、消化不良、久瀉不止、性急焦躁的人不宜多吃。因強精益腎效果明顯，血氣方剛之年、性需求高的人也不宜。當體力漸漸式微、視力日益模糊、腰腳越來越不耐久站遠行，就適合進補枸杞子，一年四季都適合。

嘴開吐舌
四神豬腸湯 消滯開脾胃

高血壓、高血脂是中老年人健康的大敵，是造成心血管病變、腦中風的主因，保健方式要多運動，少食油膩，多攝取有消脂降壓作用的食物，避免高脂多油重味，自能吃出健康。

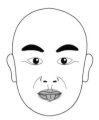

{嘴開吐舌}
驚訝　疲累
心火旺　胸悶腹脹

李醫師問診 Diagnose

心火旺，常見的症狀如胸悶痛、煩躁焦急、脾氣火爆、口乾舌燥、嘴巴無意識的微開而露舌，或以舌舔唇。人體內存有生命之火，身心才能向上，無論水火濕燥都要平衡協調，過旺或太低，都會引發循環代謝失調。

生活中要追求勞逸調和，飲食均衡，才能身心協致，少病少憂，如果經常熬夜，嗜食辛辣重味，晨昏顛倒，不見天日，這都是危害健康的殺手，也是導致心火上亢，心理失衡的主因之一。

郭老師廚房 Cuisine

|| 四神豬腸湯 |

四神燉豬腸或豬肚，能健脾固胃整腸，調整消化吸收功能，促進人體對營養素的吸收和利用，調和全身營養狀態，增強體力，愉悅心情。

四神的組合是山藥（淮山）、茯苓、薏仁、芡實，或再添加蓮子，加豬腸或豬肚燉煮，能調理脾胃納食及消化吸收功能，並降心胃之火。無論小孩偏食、食欲不振，或是中老年族群因消化吸收功能退化，都適合攝食此湯品來滋補脾胃，提振食欲，並消心胃旺火。

|| 營養保健 |

四神開脾胃助消化，可調理脾虛腹瀉，不思食飲，質性溫和，一般人都適合食用。

1. 山藥益胃健脾、滋陰養氣；能幫助消化，改善虛弱，並順暢心氣、潤澤肌膚。

2. 茯苓健脾寧神、安心定志、利水除濕，改善食少腹瀉，心神不寧、驚悸失眠，並增強免疫系統功能。

3. 薏仁健脾止瀉、清熱解痹、鎮靜止痛、改善水腫、抽筋，促進心血管健康。

4. 芡實補脾益腎，滋養補身，能調理脾胃、止瀉利尿。

四神豬腸湯

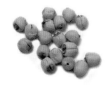

|| **材　料** | 豬腸1斤　茯苓1兩　淮山5錢　蓮子1兩　芡實1兩　薏仁2兩
|| **調味料** | 鹽2小匙　料酒2大匙
|| **作　法** |

1. 腸子用鹽反覆搓洗、再用清水洗淨，入熱水汆燙，取出再洗淨。 **2.** 藥材清水快速沖淨。 **3.** 將1.、2.加八碗水用大火煮開，轉小火煮50分鐘；或是入電鍋煮，外鍋放二杯水煮，反覆兩次。 **4.** 待腸子軟爛，加入鹽調味再滾一下即可。

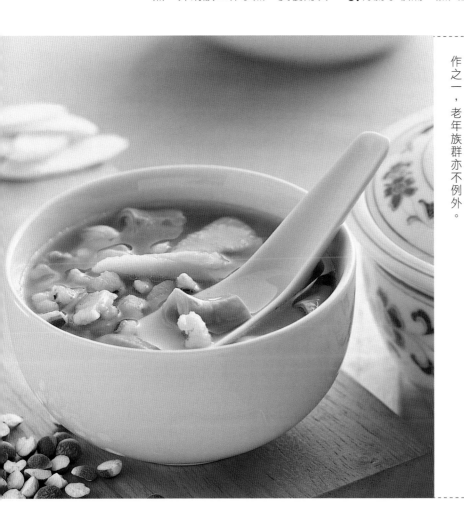

食療事典

四神湯是傳統滋補脾腎的代表湯品，一年四季都適合，其藥材都具平和之性，適合大眾體質，但仍以適量為宜，因整體湯品含有較多的碳水化合物，還是要控制攝取量，同時減少米麵主食的分量，否則會增加較多的熱量。四神湯最補脾胃，脾胃是人體後天之本，後天成長發育是否正常，轉骨是否成功，都與脾胃的營運是否健康有關，所以調理脾胃也是平時最重要的保健工作之一，老年族群亦不例外。

地圖舌
番茄豆芽排骨湯 調理腸胃

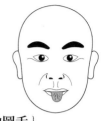

經常鬧腸胃，就要三餐規律，定時定量，不暴飲暴食，以減輕胃腸負擔，可選用健脾補胃的食材，改善腸胃功能。

{地圖舌}
腸胃功能失調　胃口不好
消化不良　排泄不順

李醫師問診 Diagnose

地圖舌，一開始出現時，因為不痛不癢，只是小範圍不定形的紅斑，常被疏忽掉。隨著病情發展，紅斑範圍會不斷擴大。

過敏性體質的兒童常會出現地圖舌，而成人長地圖舌常起因於精神壓力大、腸胃有問題、過敏性體質、口腔內有感染等。如是腸胃失調，多出現胃口不佳、消化不良、排泄不通。建議從飲食上進行調理，多吃富含維生素B群的食物，特別是富含B2，如瘦肉、魚類、奶類、蛋類、綠葉蔬菜，可以幫助消除口腔內、舌面上的病變，並增加消化和代謝，促使味覺恢復正常。

郭老師廚房 Cuisine

|| 番茄豆芽排骨湯 |

要保持腸胃功能正常，胃口常開，平時在飲食上應要求清淡，忌吃煎炸燻烤、熱燥肥膩及辛辣刺激性等重口味食物。

愛湯一族常煩惱，該喝什麼湯來解膩助消化，而排骨的濃郁被番茄和豆芽吸收掉油脂，自然茄酸並帶出甘甜味；清香的黃豆芽，富含膳食纖維，能將胃腸內積滯的油脂、代謝後的廢物，一併帶出體外。

豆芽菜鮮美爽口，番茄維生素C含量高、番茄紅素多，能增強機體的消化及排泄功能，開胃整腸，排泄沒煩惱。

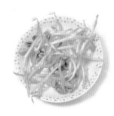

|| 營養保健 |

豆芽的熱量極低，纖維質極高，值得常常食用。

1. 黃豆在發芽過程中，由於酶的作用，更多的營養元素被釋放出來，更利於人體吸收與利用。還因為天門冬胺酸大量增加，有助於排除體內有害物質胺，減少體內乳酸堆積，保護神經系統，對抗疲勞。

2. 黃豆芽含有高量蛋白質，並能產生干擾素，增強抗毒、抗腫瘤能力，預防癌症和心臟病，抵抗感染病。而高纖維質能保持通便正常，善盡體內環保工作，體內少積毒，自然就能降低異常舌苔、舌疹的發生。

番茄豆芽排骨湯

|| **材　料**| 排骨半斤　番茄2粒　黃豆芽4兩　　|| **調味料**| 鹽2小匙

食療事典

黃豆是營養豐富的食物，然而，發芽生成的黃豆芽比黃豆的營養效益還高，除能抗癌防腫瘤、調整腸胃吸收排泄功能、減輕疲勞等功效外，黃豆芽也有利尿解毒、保護肌膚、淡化臉上黑斑雀斑、防治高血壓、烏亮髮絲等好處，也能開胃助食、除煩解憂、安定情緒、抗癲癇和減少癲癇發作。多食用黃豆芽，能起清肺胃之熱、通利助排泄、滋潤五臟六腑之功。

|| 作　法 |

1. 排骨洗淨，入熱水中汆燙，取出沖淨瀝乾；黃豆芽挑去尾鬚部，洗淨。　2. 番茄洗淨去頭蒂，在背部劃十字刀，入熱水中煮3分鐘，待十字型處皮翻開，取出放入冷水中將整顆皮剝下，再切塊狀。　3. 將1、2.加六碗水煮，大火開後轉小火再煮30分鐘，待排骨軟透、加鹽調味即可。

嘴角下垂 雜紋多
豬尾濃湯 使肌膚回春

步入中年，首先體態會改變，另一方面皮膚也會逐漸鬆弛，這固然是年齡使然，但也與吃得多動得少有關，當然不可避免的，長年來的壓力累積也會烙印下痕跡。

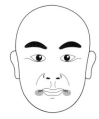

﹝嘴角下垂、嘴旁雜紋多﹞

壓力大　疲累
焦慮　生活不愉快

李醫師問診 Diagnose

話説：「人過了四十歲以後，要對自己的臉負責。」四十歲是一個分水嶺，到此年齡無論身心都臻成熟，甚至也已開始由此走下坡，如果自己對生活之營造、對健康之維護不夠積極的話，這些負面的數據都會在臉上一一呈現；換句話説，除了生理機能的自然老化現象外，個人的生活態度更是關鍵所在。

嘴角向下垂，嘴邊雜紋紊亂，再加上顏色赤黯，表示長期以來生活壓力大、不順遂、身心俱疲。改變態度、放鬆心情，配合臉部按摩、運動，可防止嘴角繼續往下掉。

郭老師廚房 Cuisine

|| 豬尾濃湯 |

皮膚出現皺紋，是由於肌膚細胞的保濕能力下降，無法儲存足夠水分來潤澤肌膚，彈性纖維老化，彈性隨之降低，黏膜乾燥所致。欲延緩肌膚老化速度，增強細胞儲水量，以減少皺紋，必須攝取能提高細胞結合力的膠原蛋白和彈性蛋白，以增強其保濕效果。豬尾正是富含膠原蛋白的食材，經過燉煮釋出有利肌膚的成分，吃了對減少皺紋有特效。

豬尾巴少肉低脂多皮，皮中即含有大量的膠原蛋白質，能讓中老年人的肌膚獲得滋潤，防止皺摺過早爬上皮膚。

|| 營養保健 |

豬皮味甘性涼，能和血脈、潤肌膚，富含膠原蛋白。

1. 豬皮經過烹煮會轉化成明膠，凝聚更多的水分，潤澤細胞，增強細胞的新陳代謝，以延緩細胞老化速度。

2. 豬尾能使肌膚免於過早乾癟生皺，並維持皮膚一定的彈性和韌度，防止因地心引力的作用而早早鬆弛下墜，包括嘴角、眼瞼、手臂、胸部、臀部、大腿都是較容易下垂的部位，多以豬尾補充膠原蛋白，並配合適當的運動、按摩，可增強肌力上提的彈力，使老化減速。

豬尾濃湯

|| **材　　料** | 豬尾3隻　西洋芹菜梗三梗　高麗菜1/4顆　番茄2大粒　紅椒1粒
|| **調味料** | 鹽2小匙
|| **作　　法** |
1. 豬尾用刀將表皮的毛刮淨、切小段，入熱水中汆燙，取出清洗瀝乾。　**2.** 大芹菜梗剝去粗絲、洗淨切段，高麗菜葉洗淨切塊狀，紅椒、番茄去蒂，沖淨切小塊。　**3.** 將1.、2.加六碗水用大火煮開後，轉小火煮40分鐘，加調味料即可。

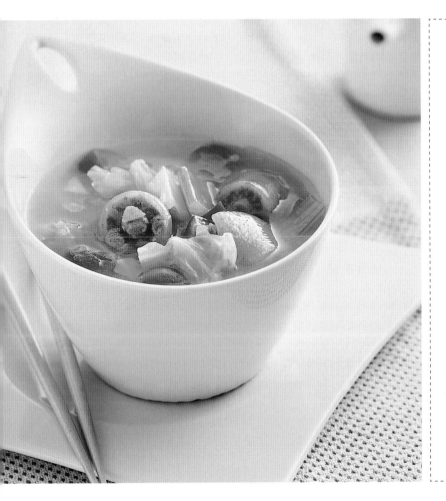

食療事典

豬尾以及豬蹄、豬皮都是富含膠原蛋白質的部位，能改善皮膚細胞儲存水分的功能，使細胞滋潤不乾枯粗糙，不會快速角質化而生皺脫屑；此外，對身體的生理功能也有一定助益，不但中老年人食之有益健康，兒童、青少年發育階段也都適合補充。唯一要注意的是，豬皮本身含較少的脂肪，但豬皮下則常是一層厚厚的肥油，要刮除乾淨；又豬腳也是有較多的豬皮，但其脂肪含量亦高，所以建議只取腳蹄部分來烹煮。

看氣色 健康吃 Enrich the Life

嘴歪眼斜
海帶蓮子排骨湯 防治高血壓

五十歲以上者是好發心血管病變的危險族群，近年來
因飲食習慣改變，多逸少勞，運動不足，又壓力指數
上升，罹患心血管疾病的年齡逐年在下降。

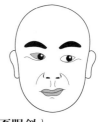

{嘴歪眼斜}

情緒失調　腦心血管疾病
中風後遺症

李醫師問診 Diagnose

發生嘴歪眼斜通常都十分突發，常是一夕之間就相繼發生一邊嘴角不聽使喚，或是一側眼睛無法閉闔。這都可能是腦心血管病變的先兆，嚴重者多已瀕臨腦中風。如果經常處於情緒低潮，或是常情緒失控、多憤怒，也可能不知不覺變成了嘴眼歪斜的表情。除非是確定中風後遺症，無法短時間恢復正常位置，否則，保持愉悅心情，凡事多往陽光面想，不要讓情緒起伏過於極端，並留意是否有腦心血管徵候，對症處理，多能見效。

郭老師廚房 Cuisine

‖ 海帶蓮子排骨湯 ‖

選食海帶主要是取其營養價值高，且有包容性的烹調特色，不但能增添湯頭的鮮美味，且不干擾主菜的原味，所以此道海帶蓮子排骨湯，保持了蓮子原有的甘甜粉嫩及排骨的滑潤香醇，更襯托出整道湯品的好滋味。

海帶可說是日本人的國寶級食材，幾乎所有的湯底它都不缺席。日本人自己認為老不眼花、背不駝、少長癌、少白髮、少癡呆，海帶功不可沒。

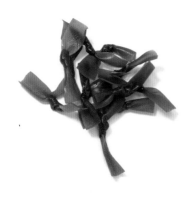

‖ 營養保健 ‖

海帶即昆布，其營養價值極高，是微量元素碘的重要供應源。

1. 碘與甲狀腺分泌機制密不可分，而甲狀腺又調節著全身所有細胞的新陳代謝，我們只需要微量的碘，但它對全面性的健康至為關鍵。

2. 海帶提供碘質，防止心智反應變得遲鈍，可預防中老年人早發性的心智退化；並能賜以活力，促進毛髮、指甲、皮膚、牙齒的健康。

3. 海帶含大量不飽和脂肪酸和膳食纖維，能減少血管壁膽固醇的附著，降低血壓，維護心血管的健康。

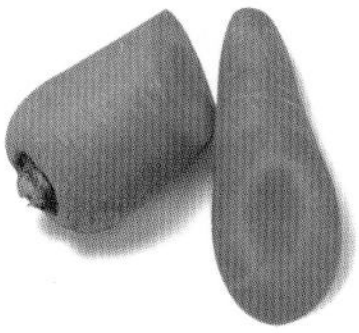

海帶蓮子排骨湯

材　料｜海帶結2兩　蓮子2兩　排骨半斤　胡蘿蔔1小條

調味料｜鹽2小匙

作　法

1. 排骨洗淨，入熱水中汆燙，取出洗淨瀝乾。 **2.** 胡蘿蔔去外皮，洗淨，滾刀切塊。 **3.** 海帶結、蓮子洗淨。 **4.** 將1.2.3.加六碗水用大火煮開後，轉小火煮35分鐘，加鹽調味即可。

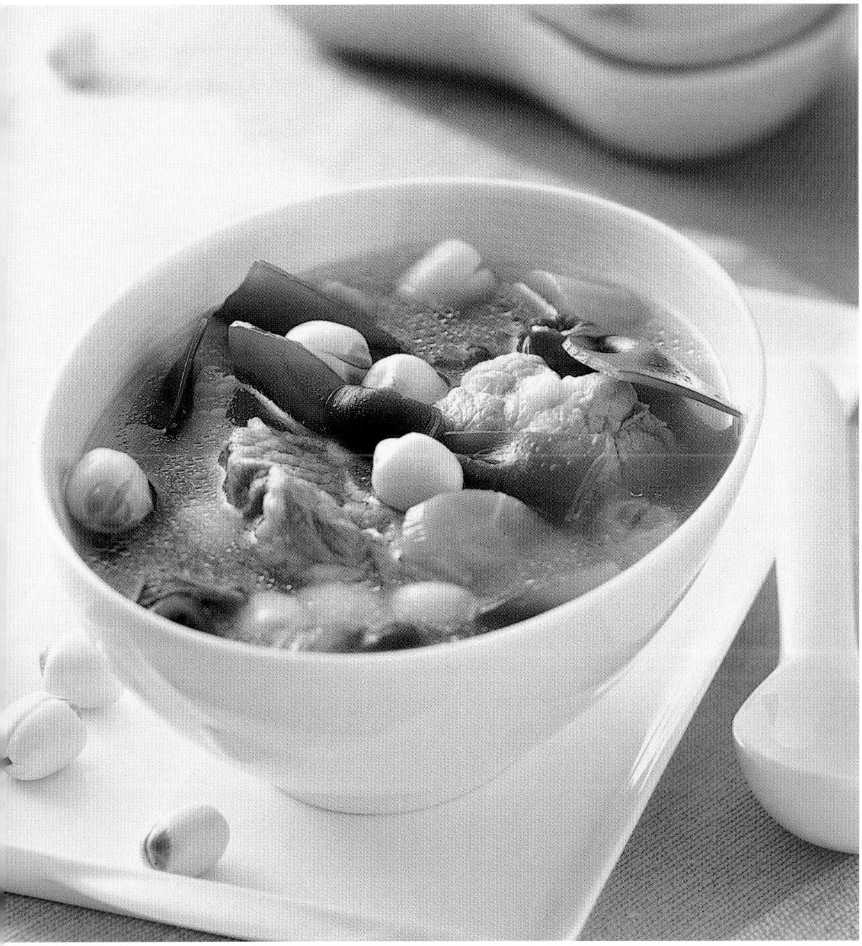

食療事典

海帶的食療效益佳，除促進調節代謝作用外，對腦心血管的維護也相當周延。因富含不飽和脂肪酸、膳食纖維、鈣質，透過此三者的協同作用，能清除血管壁上膽固醇，降低血脂質和高血壓，減少心血管病變的風險；同時鈣質還能舒緩緊張不安，防治骨質疏鬆。海帶含有膠質成份，能促使體內放射性物質排出，預防其對健康的破壞。提醒有甲狀腺亢進症狀者不要吃海帶，孕婦及哺乳媽媽也要限制，以免引起胎兒、嬰兒甲狀腺功能障礙。

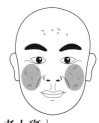

老人斑
黃豆糙米排骨粥 延緩老化

提到老，常令人想到皮膚上的老人斑，別以為是五、六十歲才會發生，目前出現老人斑的年齡明顯有下降的趨勢，三、四十歲的青壯年長老人斑已屢見不鮮。

〔老人斑〕
肌膚老化　膚色不勻
色素沉澱　肝腎功能不良

李醫師問診 Diagnose

老人斑的種類很多，最常見的如日光性曬斑、脂漏性角化症等，這是日曬所產生的皮膚老化現象；經由年紀增長，面積擴大、厚度增加、顏色加深，就會變成老人斑。但是老人斑不一定是老年人的專利，若常處於太陽、紫外線之下，年紀輕輕，約三十歲就有可能出現老人斑。

不要以為老人斑只是影響美觀而已，皮膚出現斑點，有時候是表示健康出狀況了，比如肝、腎功能不佳、循環代謝不良，都會產生斑點。要減少老人斑的發生，除了要注意防曬，避免長時間曝曬；更重要的是生活作息要規律、飲食習慣要正常，讓肝、腎負擔不超載，可加速色素排除，或還原淡化老人斑。

郭老師廚房 Cuisine

‖ 黃豆糙米排骨粥 ‖

糙米具有比白米完整的營養素，所含纖維質比白米多，對養生極有幫助，尤其是年紀漸長、身體新陳代謝減緩，食用糙米可延長細胞壽命、快速消除疲勞，並促進腸胃蠕動，排毒助通便。

黃豆富含植物性蛋白質、豆固醇、卵磷脂等，對於預防老化、健腦增智、增強記憶力、保護神經系統、調節高血壓、防止脂肪肝、預防血管硬化等都有好處，大豆蛋白也被肯定有降低壞膽固醇，提升好膽固醇等保護心臟血管的功效。

糙米的口感較硬，但與排骨一起烹煮，可增加潤滑感，還能同時攝取動物性蛋白質，幫助吸收膠原蛋白，促進細胞健康。

‖ 營養保健 ‖

黃豆營養價值高，有「豆中之王」美譽，是目前已知營養成分最完整、飲食效益最多的豆類。

1. 黃豆富含蛋白質、卵磷脂，以及鈣、磷、鉀、鐵等元素，還有胰蛋白酶抑制物等成分，可抑制癌症，緩和糖尿病，並提高肌膚新陳代謝，延緩細胞衰老，可淡化斑痕、除老人斑。

2. 黃豆對神經衰弱及體質虛弱者非常有助益，又能補益缺鐵性貧血，防治心血管疾病。還因含有與女性激素結構相似的植物雌激素，可以緩和婦女更年期的不適症狀，如熱潮紅、焦慮憂鬱、虛汗盜汗；所含鈣質同時也能防治骨質疏鬆症。

黃豆糙米排骨粥

|| **材　　料**| 黃豆2兩　糙米1杯　排骨4兩　開陽1小匙
|| **調味料**| 鹽1小匙

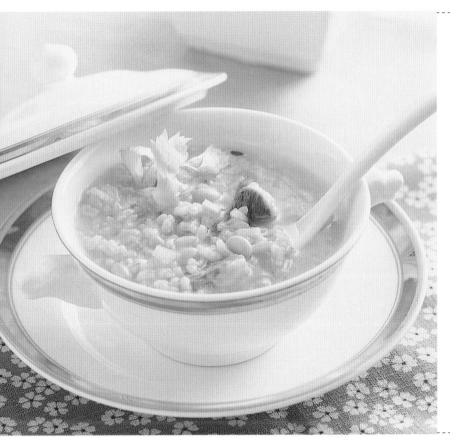

|| **作　法**|
1.排骨洗淨，入沸水中汆燙，取出洗淨瀝乾。　2.黃豆、糙米分別淘淨，黃豆先加五碗水用大火煮開後，轉小火煮20分鐘，再放入糙米、排骨、開陽煮滾後，轉小火再煮25分鐘，加鹽調味即可。

Childhood

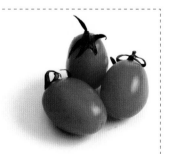

{ 兒童篇
Childhood }

補得巧　孩兒長大好健康

膳食完全　智能多元

　　兒童偏愛吃高油、高糖的食物，但卻缺乏營養素，尤其缺乏維生素B1、B2、B6、E、葉酸及鈣質等營養素者，佔很高的比例。

　　以中醫觀點論兒童保健，還是強調必須讓孩子攝取均衡的營養，以達全面滋養之效。維生素B1攝取不足，可能影響肌肉、心臟的正常發育，預防的方式是多吃糙米、小麥、花生、豬肉、牛奶及蔬菜。而缺乏維生素B2時，容易患口角炎、舌炎或眼睛疲勞，要多喝牛奶或多吃乳製品、蛋、酵母；維生素B6是人體製造紅血球所不可或缺的維生素，如果攝取不足，容易貧血、神經病變、皮膚病變或手腳痙攣，應多吃魚、蛋、馬鈴薯、蔬菜等食物才不虞匱乏。

　　成長重在起跑點。兒童成長過程中，最注重骨骼發育、腦力發展，營養均衡最重要，例如：缺乏葉酸會讓人貧血而影響學習能力，酵母、豆類、堅果、肝臟類食品可補充此養分；牛奶、乳製品、魚類、豆類食物，含豐富鈣質，有助牙齒、骨骼發育。

　　該如何提供孩子均衡營養的飲食？又如何變化出一道又一道既美味又可口的料理？媽媽們多花點巧思，一點都不難。

兩眼間色青
鮭魚蒸豆腐 安撫情緒

孩童需要大人的疼惜與愛護，家庭氣氛僵凝、父母親關係不好、同儕間互動不良，都會讓他們常處於恐慌驚嚇的精神狀態中，多提供能鎮定安神、穩定情緒的食物，可以降低他們的情緒壓力。

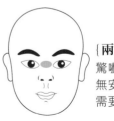

{兩眼間色青}
驚嚇
無安全感
需要擁抱

李醫師問診 Diagnose

孩童如果缺乏安全感，就容易緊張不安、擔心受怕，對人和事都產生不信任感。教育孩子除了應給予充分的關愛和照顧之外，還可提供高含鈣、磷、卵磷脂等有助抗緊張、紓解煩躁不安的食物，不但可助穩定情緒、使注意力集中，也有助於讓小孩在語言、數理、運動協調上的學習成效。

小孩不安情緒、恐慌的心態一天不消除，其兩眼之間及眼眶則多見發青，嚴重者連眼神都會顯得迷濛慌亂。

郭老師廚房 Cuisine

|| 鮭魚蒸豆腐 |

鮭魚是老少咸宜的優質魚種，特別是含有Omega-3脂肪酸，更是維護腦部、視網膜、神經系統健康不可缺的物質，有助兒童腦智發育、心智成熟，使注意力集中，降低焦慮心情。

鮭魚還含有較多的維生素B2，即核黃素，長期處於精神緊張狀態下的人，多攝取B2，可消弭緊張壓力。

搭配豆腐蒸煮，除了口感軟嫩鮮美，還可吸收較多的卵磷脂成分，有益大腦發育及鎮定情緒。

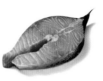

|| 營養保健 |

鮭魚老少咸宜，能提供不同年齡層所需要的不同營養成分，富含不飽和脂肪酸，能降低血脂肪和膽固醇，維護心血管健康。

1. 鮭魚所含Omega-3脂肪酸不但增強腦功能，還預防老年癡呆症。

2. 鮭魚對兒童最關鍵的營養意義是能健腦補腦、刺激腦部發育，並維護視神經，防治視力減退。現在兒童近視年齡層愈來愈低，多吃鮭魚有防範效果。當兒童的腦部、視力正常發育，連帶也會帶給兒童穩定的心智發展，免於恐懼驚嚇之威脅。

鮭魚蒸豆腐

‖ **材　　料** ‖ 鮭魚4兩　豆腐半盒
‖ **調味料** ‖ 鹽1小匙

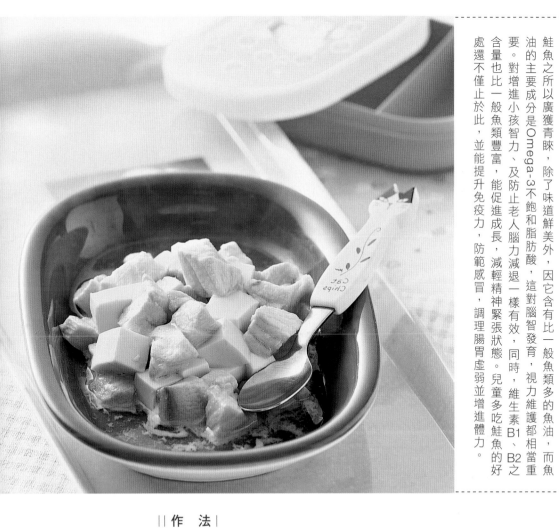

食療事典

鮭魚之所以廣獲青睞，除了味道鮮美外，因它含有比一般魚類多的魚油，而魚油的主要成分是Omega-3不飽和脂肪酸，這對腦智發育，視力維護都相當重要。對增進小孩智力、及防止老人腦力減退一樣有效，同時，維生素B1、B2之含量也比一般魚類豐富，能促進成長，減輕精神緊張狀態。兒童多吃鮭魚的好處還不僅止於此，並能提升免疫力，防範感冒，調理腸胃虛弱並增進體力。

‖ **作　　法** ‖
1. 鮭魚洗淨、切丁、挑去細骨，豆腐切丁狀。　2. 將1.盛盤中，撒上鹽。　3. 蒸鍋中放二碗水煮開後，將2.置入蒸煮8分鐘，取出即可。

斜眼看人

蒸蛋 增強腦神經

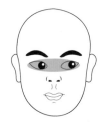

{斜眼看人}

緊張焦慮　防衛心過度
營養失調　睡眠品質低

幼兒成長發育階段，需要補充豐富的營養，可促進生長發育、茁壯體格，對視神經系統發育、增強腦智、提升免疫功能和抗病能力，都大有影響力。

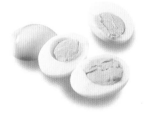

李醫師問診 Diagnose

小孩子會以斜眼看人，常有兩大因素，一是心理面的害羞、畏怯、防衛心，以及生理面的腦神經發育或視神經發育障礙，補充有益腦神經成長發育的營養素，對兒童的身心發展都有正向的效果。

斜眼看人，父母不但要注意其視力問題，更要注意營養問題，一般營養失調的小孩，較容易衍生出視力、智力、體力、協調功能等生長障礙。小孩偏食、沒有食欲、消化不良，不能任之發育下去，父母親要及時調整飲食方向，才能為小孩奠定優良的基礎。

郭老師廚房 Cuisine

‖ 蒸蛋 ‖

不論是家常蒸蛋，或是變化作法的茶碗蒸，甚至是和皮蛋、鹹蛋混製成的三色蛋，皆滑嫩可口，容易消化吸收，甚受小孩子喜歡，這不但營養成分完整，且烹調方法簡單，是很理想的營養品。

兒童營養失調，多補充蛋白質是必要的。雞蛋可說是最優質蛋白質的來源，也是所有含蛋白質食物中，被人體消化、利用的效率最高，值得給幼兒多食用。蒸蛋烹調可加一些巧思，搭配不同的蔬果、肉類、海鮮，都可誘發小兒食欲。

‖ 營養保健 ‖

雞蛋被公認為最佳食材之一，富含營養、蛋白質、脂肪、卵磷脂、好的膽固醇、蛋黃素、多種維生素和人體所需的礦物質。

1. 雞蛋對神經系統、器官組織、皮膚毛髮都能起生理作用，對每一個年齡層都有助益。

2. 幾乎人體所需要的營養成分，雞蛋裡都包括，可提供完全蛋白質供人體組織營生，這樣的理想食品，一天攝食不超過兩個；而心血管疾病、高膽固醇者則要限量，嬰幼兒也限制在一天一個之內較適宜。

蒸蛋

|| **材　料**| 蛋2顆　蝦仁2尾　高湯1碗
|| **調味料**| 鹽1小匙

|| **作　法**|

1.先將蛋打入碗中，加高湯、鹽順向打勻。　**2.**蝦仁去腸泥、洗淨。　**3.**以過濾網濾去1.之浮末，盛入碗中。　**4.**蒸鍋加水加熱，將3.放入蒸鍋，以中火煮10分鐘，待表面呈結實狀即可。

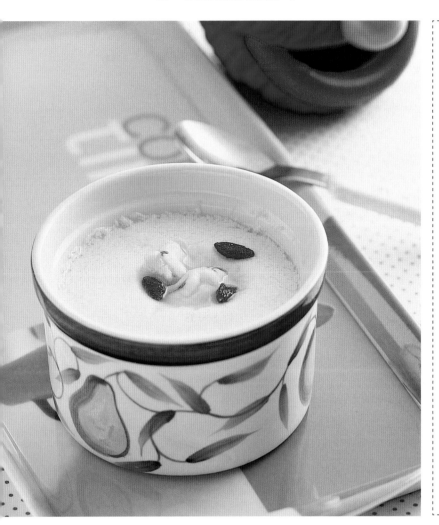

食療事典

雞蛋的營養效能很多元，能健腦益智、幫助神經系統和人體發育，預防老人癡呆，增進孩童大腦發展，又能抗癌，也有保護肝臟、促進肝細胞再生的能力。吃蛋要完整地吃，蛋白質多在蛋白中，而其他成分多含在蛋黃中，但也不要一天吃太多，會導致代謝物增加而造成腎臟的負擔。針對兒童料理以維持原有風味的蒸蛋、蛋花湯等最容易消化吸收；蛋也不宜生吃，以免受沙門氏菌汙染而造成腸胃炎症，尤其是兒童一定要吃全熟的蛋。

眼神呆滯
雞肉丸湯 健腦益智

小兒眼神呆滯,也反應出腦中空空、注意力不集中、心神無法安寧,家長要適時調整營養補給,多提供含蛋白質、卵磷脂、菸鹼酸等食物,以維持腦機能和神經系統健康。

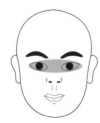

{眼神呆滯}
先天智力不足
反應遲鈍
發育遲緩

李醫師問診 Diagnose

孩童若兩眼呆滯、空洞無神、黯淡無光,很可能是腦智發育遲鈍、智能不足;如果與同年齡者相較,有明顯反應遲鈍、學習障礙、表達困難、言語不清等狀況,建議要積極治療調整,以免讓日後的適應能力與學習能力跟不上同年齡的小孩。

眼神呆滯是一種表象,要多給予健脾補胃、調整氣血之輔助食品,多供給高蛋白質、礦物質之食物,並多多變化,以求營養均衡;而且愈早積極給予食療配合,愈可以迅速恢復到正常發育水平。

郭老師廚房 Cuisine

|| 雞肉丸湯 |

雞肉料理很有變化,媽媽只要放進愛心與巧思,通常都很能獲得孩童的喜歡。在這裡要提醒媽媽們,炸雞、鹽酥雞是大多小孩較喜歡的飲食,但對健康並不好;重口味,加了許多辛辣調味料的食物也不太適合兒童腸胃。建議儘量以原始風味呈現,提供小兒最直接的營養,例如這裡所示範的雞肉丸湯就是一道好湯。

雞肉對發育遲緩的兒童好處多多,因為蛋白質、胺基酸含量高,脂肪又較一般紅肉低,可給予最有利於成長發育的營養素。

|| 營養保健 |

雞肉有溫中補氣、調虛益血、填精固髓、健脾養胃、強健筋骨之作用。

1. 雞肉對助生肌肉、強化體能、促進成長之效果佳,所含營養素是維持健康的神經系統和正常腦機能所不可欠缺的。

2. 雞肉還能調節營養不良、循環障礙、改善畏寒怕冷、容易疲勞、貧血虛弱、筋骨痠軟等現象,是每個年齡層都適合的補給食品。

鷄肉丸湯

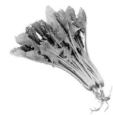

|| 材　　料 | 雞胸肉2兩　豆腐1/2盒　菠菜1株　　　|| 調味料 | 鹽1小匙

|| 作　　法 |

1. 雞胸肉洗淨後、切碎泥、入碗中，用筷子以順時鐘方向攪拌至黏稠。　**2.** 豆腐切小丁，菠菜洗淨切小段。　**3.** 鍋中二碗水用大火煮開後，用湯匙挖雞肉泥成丸子狀入水中煮2分鐘，待丸子浮至水面，加鹽調味即可。

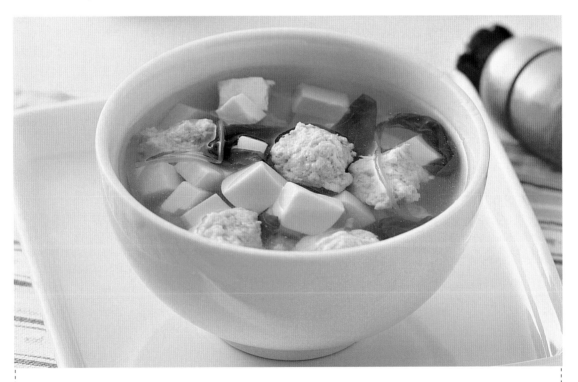

食療事典

古代醫者認為吃雞肉有通神之效，所謂通神是指能令人聰慧、學習成效高。雞肉肉質軟嫩、滋味鮮美、滋補作用強，而被人體消化吸收的應用率比其他如豬肉、牛肉、羊肉等都要高，可以充分發揮食療效益。但要注意的是，在選擇材料上有些竅門，有的色澤異常、肉味明顯的，不是新鮮度不足，就是殘留有抗生素、成長激素等，應避免選用；此外，雞屁股是淋巴最集中之處，也是病菌、病毒聚集處，不宜給孩童食用，大人也當避免。

睡時眼微開
蒜泥蒸肉 促進發育

小孩子入睡後兩眼還似闔未闔的，表示其睡眠品質低落，腦神經負荷較重，這會導致白天精神差、注意力無法集中、學習效果不彰，免疫力日漸低落，生起病來亦會拖延較久。

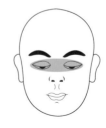

{睡時眼微開}
睡不安穩
睡眠品質不好
學習能力差

李醫師問診 Diagnose

熟睡了的小孩，天真無邪，應該是閉眼、呼吸勻順，沒有任何自發性運動。但也有不少小孩很容易因小小音響或外在小動作即轉醒，這種輕睡淺眠狀態，表示其身心並未真正放輕鬆，也無法獲得充分的休息。

有時候小孩的眼睛還是微張，眼球不停地在轉動，這種情況對醒來之後的日間其他活動，或大或小都有負面影響。

若有經常睡不好的狀況，要食用能穩定情緒、舒緩焦躁、減輕疲勞、增進睡眠的食物，以免影響其性格發展和學習成效。

郭老師廚房 Cuisine

| 蒜泥蒸肉 |

蒜泥蒸肉可以調節孩童的營養狀態，能促進成長，使心智成熟、並祛寒殺菌，提升抗病力和抗壓能力，也能溫暖腸胃、增強肢體禦寒能力。

一般小孩都不太喜歡強烈的蒜臭味，但是蒜頭經過烹煮，發出辣刺激味的辣蒜素遇熱即分解，反而會轉換成甘甜味，是小孩可以接受的口味。

以此蒸肉來拌飯或配食清粥，都能誘發小孩的食欲，因此可以攝食豐富的蛋白質，對強身、健腦、益神經及穩定情緒皆能發揮效益。

| 營養保健 |
豬肉是完全蛋白質的重要來源，豬肉也是國人食用比例最高的肉材。

1. 豬肉可以提供人體必需胺基酸和多種礦物質、維生素，促進孩童成長發育，長肌肉健骨質，對修補組織、維護細胞、產生抗體等都大有助益。

2. 豬肉也是提供鐵質的好食材，能促進造血、增加血紅素，防治缺鐵性貧血。

3. 但是豬肉也不宜多吃，何況一般孩童也多數拒吃肥肉，適當的量可促進食欲，過量則會造成腸胃負擔，積滯未消的脂肪會造成肥胖細胞，若養出胖小孩，這又成為父母親的另一種煩惱。

蒜泥蒸肉

|| **材　　料**| 豬絞肉4兩　大蒜2大粒
|| **調味料**| 醬油1大匙　糖1小匙

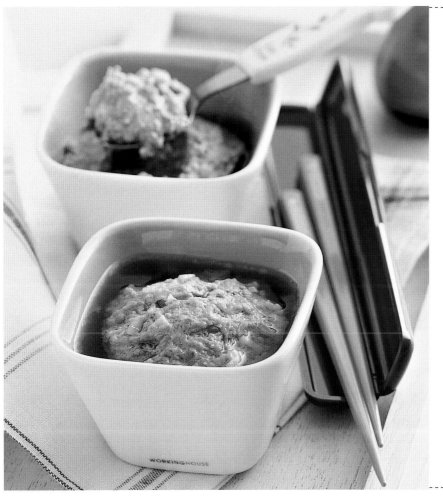

食療事典

豬肉所含熱量為肉類之首，尤其是肥油部分。豬肉整體的組織纖維比起一樣屬於紅肉類的牛肉、羊肉，顯得較為細軟，結締組織也較少，肌肉間的脂肪成分分佈較多，一經烹調，會釋放出特別香甜馥郁的口味，能刺激食欲，但如果過量食用會造成孩童腸胃負擔，更令小孩輾轉難眠。

補得巧　孩兒長大好健康 ──

|| **作　　法**|

1.絞肉可請肉販連續絞兩次，肉質較細。　**2.**大蒜剝去外皮、切碎末。　**3.**將1.、2.加調味料拌勻，用筷子以順時鐘方向攪拌，攪拌時可加水讓肉質更柔軟，直至黏稠狀，倒入蒸碗中。　**4.**蒸鍋加二碗水，入3.以中大火蒸15分鐘即可。

鬥鷄眼
羅宋湯 保護視神經

有的兒童出現鬥雞眼，看人事物時會歪頭歪腦的，家長千萬不要大意，該及早診治，否則有可能造成兒童心理障礙與視力不協調。

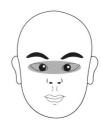

{鬥鷄眼}
發育期蛋白質
胺基酸吸收不良
可能是眼睛病變

李醫師問診 Diagnose

鬥雞眼的學名是內斜視，在幼兒時期多為良性的假性內斜視，通常會隨著成長自然恢復，但父母也別疏忽大意，如腦神經病變、單側視力萎縮退化、眼球病變、眼肌肉麻痺等，也都會造成鬥雞眼。

若經檢查確定非眼睛病變，通常作法就是控制眼球運動的肌肉群不協調，如能補充充分的蛋白質，可促進成長、維護組織、協助肌肉生長、支持腦神經傳導。一旦發現孩子有鬥雞眼，則應及早檢查治療，以免留下遺憾。

郭老師廚房 Cuisine

|| 羅宋湯 |

蛋白質有各種催化及生理功能，是維持細胞正常工作的基本要素，自胚胎、嬰幼兒、兒童，以至於中老年人，只要有生命就片刻離不開蛋白質，尤其在成長發育的階段，如果蛋白質吸收不足，是無法發育成功，無法奠定健康的基礎。

羅宋湯的主要材料有番茄、胡蘿蔔、高麗菜等新鮮蔬菜，搭配豬肉、排骨、牛肉等肉類來烹調，可以從中攝取豐富的蛋白質及多種維生素、礦物質等，都有益成長發育。

|| 營養保健 |

蛋白質是我們賴以維生的飲食基本要素，無論成長發育、修護及架構組織、產生抗體和激素，以及神經傳導、腦細胞活動等，都需要有蛋白質的參與，而兒童的成長發育亦不例外。

1. 蛋白質的來源有動物性及植物性，肉類、魚類、蛋類、奶類、家禽類是動物性蛋白質的主要來源。

2. 植物性蛋白質以豆類含量最豐，特別是大豆及其製品，其他如堅果類、穀糧類、根莖類等也都是重要食源。

看氣色 健康吃 Enrich the Life

羅宋湯

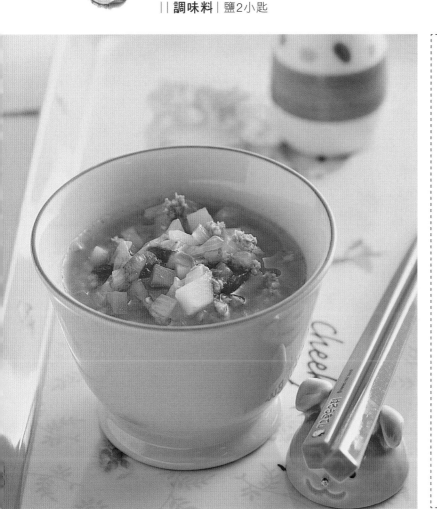

|| **材　料**| 豬肉末2兩　胡蘿蔔1段　番茄2粒　馬鈴薯1粒　高麗菜1/4顆
|| **調味料**| 鹽2小匙

食療事典

蛋白質是構成器官組織、肌肉、內分泌腺的主要元素，人體每一個細胞都含有蛋白質，包括每一根髮絲、每一片指甲、每一吋肌膚都不例外；人的生命與生長基本上是靠蛋白質維持著，同時，蛋白質還有其特優的調節功能及提供人體充裕的能量。每日的飲食要均衡攝取優質蛋白質，進食自然的魚肉、雞肉、豬肉及牛奶、豆類等；攝取纖維組織較短、蛋白質組織較鬆散的食物，如魚肉，被人體消化吸收率幾乎可達百分百。

|| **作　法**|
1.胡蘿蔔、馬鈴薯削去外皮、洗淨切丁狀。　2.番茄去蒂洗淨、切小丁，高麗菜洗淨切小丁。3.將1.、2.加豬肉末與四碗水用大火煮開後，轉小火再煮25分鐘，加鹽調味即可。

喜歡眨眼睛
九層塔煎蛋 消食脹氣滯

兒童若出現猛眨眼睛的現象，應及早面對治療，對健康的負面作用將可降低。

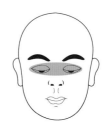

{喜歡眨眼睛}
腹部循環不良
常肚子痛
容易抽筋
睡不安穩

李醫師問診 Diagnose

兒童猛眨眼睛，不僅造成臉部異常表情多，影響觀瞻，久而久之，也會影響到日常生活和課業學習，及早因應治療，效果快，對健康的負面作用也降低。

喜歡眨眼睛的小孩，根據臨床就診資料顯示，大多數出現脾胃消化功能失調、體質較弱、飲食習慣不是很好，體格顯得較瘦小，有人還偏愛吃冷飲冰品，多有睡眠淺易醒之現象。如果給予適量的體適能訓練，激發其潛能體力，讓汗尿充分排泄，體內不留積毒，再搭配適當食物調理，效果更明顯。

郭老師廚房 Cuisine

|| 九層塔煎蛋 |

九層塔屬於羅勒的一種，民間常用來治婦女經痛、或跌打損傷瘀痛。然而它的食療效益不僅止於此，其獨特的芳香氣息，入菜能通經絡，開孔竅，疏通腸胃脹氣，胃痛腹痛也得以減輕。對腹腔虛冷循環差的兒童，給予九層塔煎蛋，可以補給豐富的蛋白質、鈣質、鐵質、磷質等有助消弭緊張，提高抗壓能力、促進消化，是能讓小孩胃口大開的一道料理。

九層塔煎蛋做法簡易，材料便宜，然效益不小，而且老少咸宜，老中小三代都愛吃。

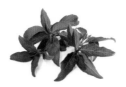

|| 營養保健 |

九層塔性溫味辛，有通經活絡、散瘀止痛、袪風消腫、除濕消食等多種功能。

1. 九層塔運用在日常飲食上，除了代表性的炒蛋煎蛋之外，一般質性較冷的海鮮，或是油脂較多的肉類，都會加九層塔來袪寒，平和菜性，或是消脂兼提味。

2. 九層塔此深綠色植物，很容易因水漬或過度烹調而喪失有效營養成分，建議下鍋前才清洗，稍稍拌炒即可，能保持較完整的有效成份，口感也愈顯清香。

九層塔煎蛋

|| 材　料| 九層塔1把　蛋3顆　　　　|| 調味料| 鹽1小匙

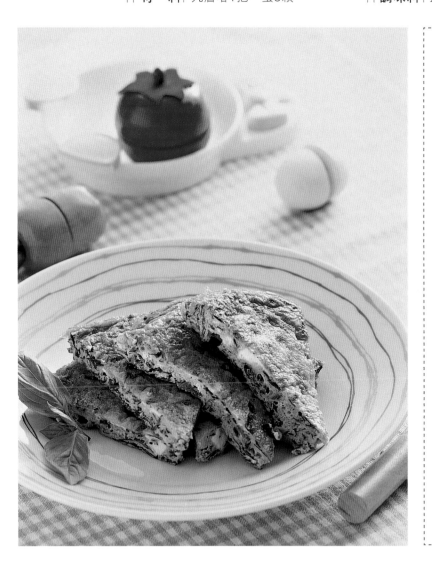

食療事典

九層塔有特別濃烈的香氣，是被民間廣泛運用的香料，十分容易種植，在自家陽台即可種一株，可備隨時摘用。國人使用九層塔的年代已很久遠，在《本草綱目》已見記載，它對飲食不當而積滯腹脹腹痛、風寒頭痛、挫傷瘀痛、蟲蛇咬傷腫痛等都能舒緩。而且也可外用，如搗碎煎濃湯，或製成膏藥外敷傷口、膿疹，可以消腫止痛，去皮膚毒素，或止癢蚊蟲螫傷，也能將蓄膿引出。

|| 作　法|
1. 九層塔挑取嫩葉、洗淨、瀝去水分再切碎。　2. 蛋去殼入碗中，再入1.與鹽同一方向拌勻。　3. 煎鍋熱，再將2.倒入煎至雙面金黃，取出切片排盤即可。

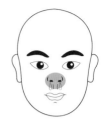

鼻塞流鼻水
粉光山藥雞湯 增強免疫力

由於大環境的污染日趨嚴重，許多小孩都有抵抗力變弱、容易受細菌、病毒侵襲的傾向；同時，在大都會成長的小孩，欠缺戶外活動，更沒機會靠自然環境強化體魄，這種情況下該如何提升小孩的免疫力呢？

{ 鼻塞流鼻水 }
免疫系統功能失調
容易感冒發燒　體質過敏

李醫師問診 Diagnose

兒童免疫功能失調，動輒呼吸道過敏、鼻塞、流鼻水，該用什麼方法強化其免疫力？尤其歷經SARS、禽流感等危機後，父母親更加關心小孩的抗病能力是否足夠。

調整兒童的生活步調和飲食習慣是必要的，讓小孩子多補充水分、多吃青菜水果，同時要有適當的運動和足夠的睡眠，才能徹底調整小孩的體質體況。

除了要補充鈣和鐵以維持正常發育，維生素B群、C、D等，都可增強免疫力及抗病力；更重要的是要能紓解小孩的壓力，壓力也是降低免疫力的大殺手。

郭老師廚房 Cuisine

|| 粉光山藥雞湯 |

增強抵抗力、改變體質是可行的，利用適當飲食的搭配，可以強化兒童的免疫系統功能，以粉光參燉煮山藥雞湯來說，粉光補肺益氣，有良好的強壯作用；山藥則滋養肺氣，改善肺弱氣虛，搭配雞肉則攝取大量的胺基酸，可促進體內抗體的產生，這對增強組織功能都有效益。

這一道湯品口味清新，不會讓小孩產生對藥物的抗拒心理，讓這些能補氣、提高免疫力的食品順利被吸收利用。

|| 營養保健 |
粉光參性涼味微苦，不同於人參大補之性，讓兒童能更有效地緩和吸收其補效。

1. 粉光具有多種營養素，如西洋參皂苷、多醣體、揮發精油等，有明顯強壯作用，能鎮靜大腦，振奮中樞神經，提高人體抗病能力。

2. 粉光參有潤肺清痰、鎮咳停喘、解熱除煩之作用，能補氣養陰。所謂補氣，重點即在提升整體生命機能，增強人體對疾病的防禦力、抵抗力及痊癒能力，也就是免疫功能。

粉光山藥鷄湯

|| 材　　料| 粉光參1錢　山藥4兩　雞腿1隻　胡蘿蔔1段
|| 調味料| 鹽2小匙
|| 作　　法|

1.胡蘿蔔、山藥削去外皮，洗淨、切塊狀。　2.雞腿切小塊洗淨，入熱水中汆燙，取出洗淨瀝乾。　3.將1、2.及粉光參加五碗水煮用大火煮開後，轉小火煮25分鐘，加鹽調勻。

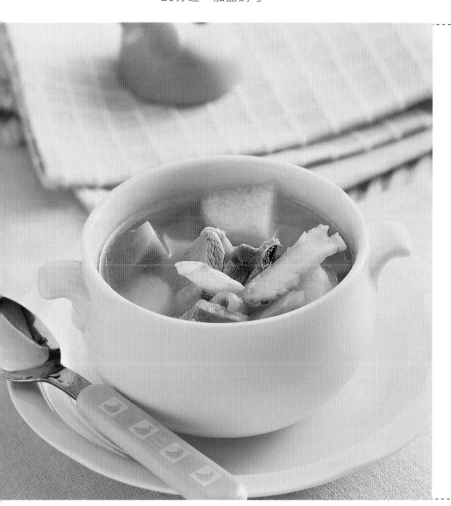

食療事典

粉光參的功效有補氣養陰、清虛火與生津止渴，同時兼有開胃助食作用。它清潤而不燥，不同於人參的溫燥，例如當幼兒出現發燒、煩渴、泄瀉、脫水等現象時，粉光參就發揮清補之功，來調整免疫系統，對抗疾病。粉光還有安心定神，止驚悸、開心智、提精神、助睡眠等輔助作用，搭配山藥等有收斂作用食材，對提升抗病力、增加免疫系統功能之效益是被肯定的。

嘴唇紅腫
海苔醬清粥 調節代謝

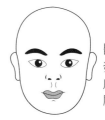

{嘴唇紅腫}
發育轉骨
感冒發燒
腸胃發炎

孩子在成長蛻變過程中，多少會出現腸胃不適，或胃口缺缺，此刻來一碗清嫩軟滑的白米粥配海苔醬，不但醒脾健胃，也令小孩子精神為之一振。

李醫師問診 Diagnose

孩子嘴唇紅腫常是感冒發燒，或是腸胃運轉不佳而不舒服的表徵；但也要注意到，這除了是因受到病毒感染侵襲，還有很多時候是小孩子正在轉骨發育，對於發育轉骨中小孩的調養，中醫食療有頗完整的方法，除要補充鈣、磷、鎂有助強筋健骨，別忽略了要兼顧滋補腎元氣，此先天之本顧好了，後天成長發育會更順暢。

然而當孩童嘴唇紅絳浮腫之際，並不適合大補特補，而是適時的一盅清粥，最能紓解體內的熱燥。

郭老師廚房 Cuisine

‖ 海苔醬清粥 ‖

均衡攝取成長發育所需的各種營養素，避免一味地滋補而忽略了清暢重要性。除了肉類、油脂、糖分等，其他海產類、奶類、蛋類、豆類及海生植物等，都要攝取進食。

白米粥堪稱天下第一粥，能潤腸暖胃、調和胃氣、容易消化，並協調五臟、有助愉悅心情；又有止渴除煩、暢通血脈之效果。

以白粥配食海苔，可以補充碘質，平衡內分泌的代謝，賜予動能，增進孩童的敏捷度。

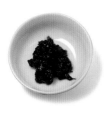

‖ 營養保健 ‖

海苔是一種海藻，經過加工製成海苔醬，是優質的碘質補充品。

1. 海苔能促進毛髮、指甲、牙齒健康，促進正常的成長發育，防止心智遲緩，是啟動全身代謝作用不可缺的物質。

2. 海苔醬在製作過程添加了不少鈉鹽和其他調味料，雖然下飯助食，但腎臟機能低落，有心臟疾患的兒童不宜食用，以免造成心、腎額外負擔。此外，蒼白瘦弱的小孩，如果運動量小、流汗量少，也不要配食太多這類漬醬食物。

海苔醬清粥

|| 材　料 | 白米1杯　海苔醬2小匙
|| 作　法 |

1.白米清水洗淨，加三碗水用大火煮開後，轉小火再煮15分鐘，熄火、蓋鍋蓋燜10分鐘。　**2.**將粥盛碗，加上海苔醬食用。

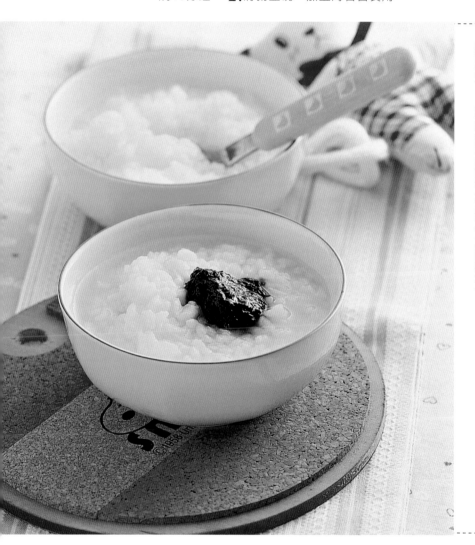

食療事典

海藻類食物，包括海帶（昆布）、海菜、海苔、海草、紫菜等都富含碘質，對現代人而言，無論兒童或成人，時時要面對各種不同壓力，一旦調適不當即會導致內分泌失調，甲狀腺亢進就是最普遍的病症，建議不定時補充一些含碘成分之食物；人體只需要很少量的碘質，但對健康影響可是全面性的，所有細胞的新陳代謝都非甲狀腺不可，而維持甲狀腺正常運作又非碘不可。

嘴唇蒼白
黃耆雞絲粥 提振精神

現代父母難為，都希望自己的寶貝在起跑點就勝人一籌，吃的用的能求好的從不落人後，但也因此有些吃得太精緻化，反致營養失衡，也容易造成小孩偏食、食量減退，這該如何調理才好呢？

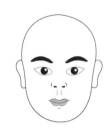

〔嘴唇蒼白〕
腸胃功能虛弱
習慣性腹瀉
重大慢性疾病
貧血

李醫師問診 Diagnose

孩子的唇色明顯蒼白，顯示身體虛弱、抗病力差、適應能力不足，也可能是長期腸胃虛弱、營養失調或是貧血；還有身罹重大慢性病小孩，唇色也多蒼白。

父母可以斟酌以下三項保健措施，協助孩子漸漸回復：

1. 早睡早起，情況允許者再增加一段午休時間。
2. 少讓小孩吃食冰冷寒涼的食物，減輕腸胃負擔；也拒絕高油、高糖、高刺激食物，如炸雞、薯條、蛋糕甜點、可樂及咖啡飲料等垃圾食物，以維護腸胃健康。
3. 正常提供三餐，均衡攝取六大營養素。

郭老師廚房 Cuisine

‖ 黃耆雞絲粥 ‖

幫孩子煮一鍋雞絲粥，當早餐或點心都合宜，取營養滋陰養氣的雞肉絲與健脾整胃的清粥同煮，再加上有滋補陽氣、增強體能的黃耆，可以促使兒童強壯有體力。

黃耆是補氣的良藥，所謂補氣就是強化身體各種機能的動力，當動力十足，一切生理活動和循環代謝才能正常啟動，黃耆就是能提振身體動力的滋補品。

此道粥品清香爽口，老少咸宜，不同於一般概念中藥膳的味道與顏色，小孩子能欣然接受。

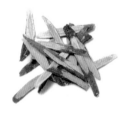

‖ 營養保健 ‖

黃耆性為溫、味甘，是藥中長老、最被廣泛使用的藥材，有補中益氣、調理腸胃、利尿消腫、增強抵抗力、維護呼吸道、防治感冒等多方面保健養生效益。

1. 黃耆有啟動循環代謝機能之作用，可以治療一切虛弱所造成的不適症，例如小孩腸胃虛弱，容易腹瀉、消化吸收不良、都適合以黃耆入菜來調整體質。
2. 黃耆同時還有抵抗作用，如抗疲勞、抗焦躁、抗輻射、抗高溫、抗缺氧等，可以提供身心較大的調節空間。

黃耆雞絲粥

|| 材　料| 黃耆2錢　雞胸肉2兩　胡蘿蔔1小段　白飯1碗
|| 調味料| 鹽1小匙

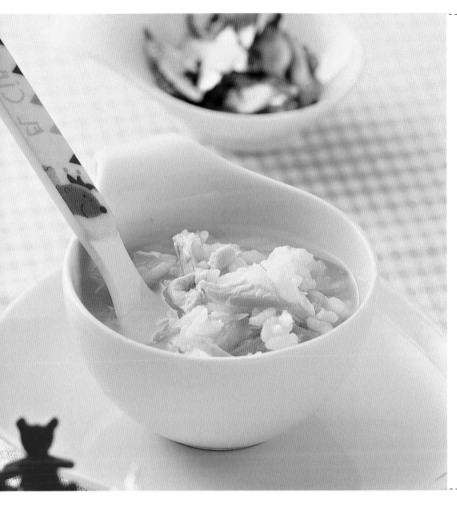

食療事典

黃耆補氣升陽，有強壯作用，可以興奮中樞神經系統，令人變得較有動能；又能維持正常的體能標準，也具較明顯的利尿消腫作用，對兒童代謝緩慢、循環滯礙引起之汗尿不暢、脾虛胃呆、消化不良等都能改善，身體乏力、容易倦怠、嗜睡懶動、不喜飲食等此類慢性虛弱症狀，都適合利用黃耆來調補。

|| 作　法|

1. 黃耆清水快速沖淨。　2. 雞胸肉洗淨切細絲，胡蘿蔔削去外皮、洗淨、切細絲。　3. 將1.加二碗水用大火煮開後，轉小火煮10分鐘，去渣留汁　4. 再將白飯、胡蘿蔔絲放入3.煮，大火煮開後，轉小火煮5分鐘，入雞絲、加鹽調勻，再煮5分鐘至雞絲熟即可。

嘴小張不開
番茄炒蛋 健胃食欲好

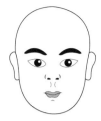

孩童如果先天性腸胃功能較虛弱，則日後成長過程中較容易出現消化不良、吸收力差、成長較緩慢、活力也較不足之劣勢，趁早幫他調理，改善腸胃功能。

{嘴小張不開}
先天性腸胃功能較弱
容易緊張焦慮　飲食較不正常

李醫師問診
Diagnose

俗話說：「嘴闊吃四方」，表示嘴大的人納食功能好，能廣吃四方；相較於有些小孩嘴型小，牙關開闔的角度不靈活，老覺得嘴巴張不開，這是先天腸胃功能較低落的表徵之一。

這樣的小孩建議以少量多餐的飲食方式，並少吃重口味、重刺激及高脂肪多糖的食物，可漸進地調整腸胃。

同時也不宜讓小孩進食太多高膳食纖維的食物，以免在通過腸胃道時吸收較多水分，產生飽足感而降低了進食的欲望。

郭老師廚房
Cuisine

‖ **番茄炒蛋**

調整孩子的飲食，首重要種類多變化，營養要求均衡，不但要讓孩子攝足了蛋白質、脂肪、維生素、礦物質等營養成分，也別忽略了要補充蔬果纖維。許多小孩拒吃青菜，這樣也會降低腸胃的消化與排毒，應多花些巧思來誘發其食欲。

番茄炒蛋的酸甜感，會刺激唾液及胃液分泌，能幫助增加納食量；如果取之拌飯，能增加更多的營養量與質。兒童因為腸胃組織仍在持續發育中，其牙齒咬合也未完全定型，像番茄炒蛋這樣軟潤的食物，易入口及消化吸收，值得常吃。

‖ **營養保健**
番茄是蔬亦是果，生吃熱食兩相宜，其食療價值很受肯定。

1. 番茄近年來被列為十大蔬果的原因之一，因為它是許多抗氧化物質的天然來源，能有效提升免疫功能。其中最重要的就屬番茄紅素，能清除體內自由基，協助細胞免於被破壞，延緩老化速度，是強力的抗氧化物。番茄紅素經過烹煮，更能充分釋放出來。

2. 番茄還含有豐高的胡蘿蔔素、維生素C，及礦物質鉀、鋅等元素，能維護多種生理機能，提升腸胃功能，改善消化吸收，讓營養素能被身體充分吸收利用。

番茄炒蛋

||**材　料**| 番茄2顆　蛋2顆　　　　　 ||**調味料**| 鹽2小匙　糖2小匙
||**作　法**|

1.番茄洗淨去頭蒂,將背部劃十字刀,入熱水中煮3分鐘,待十字型處皮翻開,取出放入冷水中將整顆皮剝下,再切小丁。　**2.**蛋去殼入碗中、打勻,入熱鍋中炒至半熟,先盛起。　**3.**油鍋熱入1.炒,再入2.及調味料,炒至蛋熟嫩即可盛起。

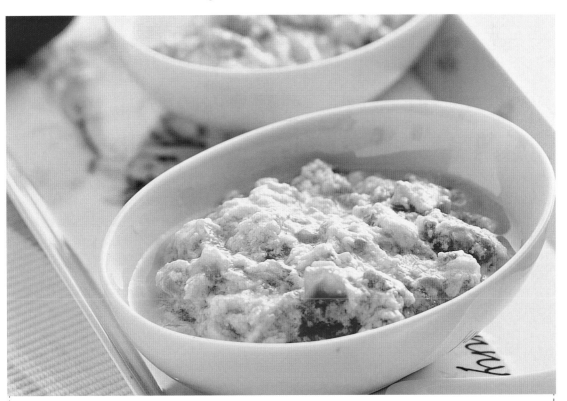

食療事典

番茄對人體的保健食療作用,是很多角度的,生吃能獲取大量的維生素C,它在體內各處都十分活躍,也是一種抗氧化劑,能延長壽命,並提升免疫力,預防多種癌症。其酸味主要成分是尼克酸,能維持胃液的正常分泌,調整腸胃的運化功能;又含有膳食纖維,能清腸促排毒素、預防便秘,這對改善兒童先天性腸胃功能失調,有一定的補益作用。

嘴開開
山藥杏仁奶 呼吸順暢

兒童的免疫系統仍持續在發育增強中，對外界環境的適應力，及抗病毒、流感等能力都未臻完全，如遇溫差大、空氣品質差、流感盛行等，極易被侵襲而導致呼吸道感染，如果再加上後天營養失調，更會使身體弱化。

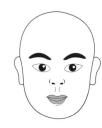

﹛嘴開開﹜
鼻塞呼吸道不通暢
鼻竇發育不良
腹腔循環滯礙

李醫師問診 Diagnose

兒童經常嘴開開的，不閉闔，有可能是鼻竇發育不良、鼻中隔有歪曲，致使呼吸不暢，需利用嘴巴來代償性呼吸；感冒受風寒鼻塞，也會有類似情形。由於小孩無法完整的主訴症狀，大人要用心觀察：因鼻竇發育不良、鼻中隔彎曲所致，通常小孩會覺得頭部沉重、精神萎靡，兼有大口吸氣之動作，有時會有皺鼻扭鼻的動作，注意力難集中，學習效果，記憶力都會降低；如因腹腔循環障礙所致，會併見胃口不佳、形體消瘦、發育慢、急躁易使性子。

郭老師廚房 Cuisine

|| 山藥杏仁奶 |

山藥杏仁奶能潤肺補氣、止咳平喘、清熱化痰，對呼吸系統經常出現狀況的兒童而言，以此來代替各式各樣的碳酸飲料和調味乳等，可說是一舉多得。既能通暢肺呼吸，又能潤膚美白，更可以幫助兒童戒除掉嗜喝飲料不喝水的壞習慣。兒童的鼻囊、鼻骨都還在持續發育當中，如果有鼻竇發炎、感冒鼻炎、肺發炎等，都應及早治療，以免留下後遺症。

|| 營養保健 |

杏仁能通暢氣息、止咳平喘、清熱化痰，是治療咳嗽氣喘、調理呼吸系統功能的良藥。

1. 杏仁含有豐富的脂質，能潤腸通便、清理腸胃，對小兒因腸胃滯礙引起的口開不闔現象，能明顯改善。

2. 小兒因風熱感冒而咳嗽痰濃、發燒喘促、腸燥便秘，腹脹腹痛之情況，即適合喝杏仁奶來舒緩，但這種情況下單用杏仁粉即可，不要加山藥粉。

山藥杏仁奶

|| 材 料 | 山藥粉1大匙　杏仁粉1大匙　鮮奶350cc
|| 作 法 |

1. 山藥粉與杏仁粉和勻，以細密篩網篩除粗粒，使成為細粉狀。　**2.** 鮮奶以小火加熱，將1.緩緩倒入，邊倒邊攪拌至牛奶小滾，成微稠狀即可。

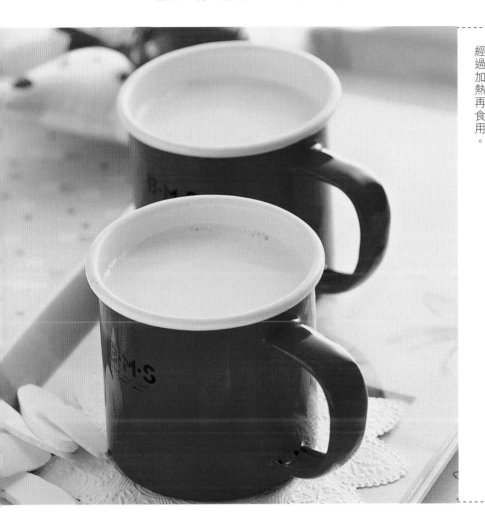

食療事典

杏仁味苦性溫，含有苦杏仁苷等成分，能作用於呼吸中樞而起止咳平喘之作用。同時又含有檸檬酸、蘋果酸等有機酸物質，能生津止渴、化痰美嗓，杏仁還能潤滑腸道，通便止便秘。現代臨床醫學也發現杏仁含有維生素B17，這對控制及預防癌症有某些特定效果。因為杏仁含有小毒，直接吃會中毒，通常要經過加熱再食用。

流口水
咖哩雞 袪濕健脾胃

脾胃為人體後天之本，是納運、消化、吸收食物及生化氣血的重要器官，孩子脾胃不好，會產生營養失調、發育不良、情緒障礙等一連串的骨牌效應，必須針對孩子的體質狀況，選擇不同的食療方式，才能改善脾胃納運的功能。

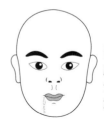

〔流口水〕
脾胃功能失調
食欲不振
濕氣重

李醫師問診 Diagnose

流口水是孩童脾胃出現問題的一種訊號，表示腸胃虛弱、體內濕氣重。所謂濕氣重簡單的說，就是有過多的水分停留在體內，調節作用的機轉受阻，而出現汗尿無法通暢，會流口水，有時皮膚還會顯得濕濡不乾爽，可以讓小孩多活動，促進新陳代謝，讓汗尿排得順暢，同時順道將代謝產生的毒素帶出體外，能淨空腸胃、刺激食欲、調節消化吸收、強化腸胃功能。

讓小孩多補充溫性食物，搭配胡椒、咖哩、蔥、薑、蒜等熱性調味料，可誘發食欲，並溫暖腸胃，促進消化吸收。

郭老師廚房 Cuisine

||咖哩雞|

小孩脾胃虛、消化吸收不好，會顯得面黃肌瘦；因食欲差、營養不足，總覺得瘦巴巴，臉色顯得不夠紅潤可愛，建議為孩子熬一鍋咖哩雞吧！馬鈴薯、胡蘿蔔、洋蔥等蔬菜，搭配雞肉，提供豐富的營養素，如維生素A、B群、C及多種礦物質，能除濕益胃整腸，增強免疫系統功能，幫助成長，使小孩長肌肉、改善臉色。咖哩料理有特殊的香氣，能刺激胃液分泌，幫助消化、誘發食欲，使小孩子頭好壯壯、體格棒。

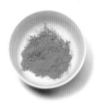

||營養保健|

咖哩是起源於印度的一種辛香料，主要是由薑黃、丁香、荳蔻、安息茴香、茴香、辣椒、胡荽子、芥末等近十種香料複合而成。

1. 咖哩質性辛辣，會刺激唾液及胃液分泌，加促腸胃蠕動而促進食欲。

2. 咖哩又能促使發汗，促進血液循環，發揮袪濕散寒作用。

3. 多吃咖哩料理有其不錯的食療效果，促排體內毒素，促進肝臟排毒，並能殺菌除蟲。

咖哩鷄

|| 材　　料 | 馬鈴薯1粒　胡蘿蔔1條　洋蔥1/2顆　去骨雞腿1隻　咖哩塊3塊

|| 作　　法 |

1. 雞腿洗淨，切塊狀。　**2.** 馬鈴薯、胡蘿蔔削去外皮、洋蔥去外皮，洗淨，都切塊狀。　**3.** 油鍋熱入洋蔥炒香，再將1.、2.放入一起拌炒，再加入三碗水煮，大火開後轉小火續煮20分鐘，加入咖哩塊以小火煮勻即可。

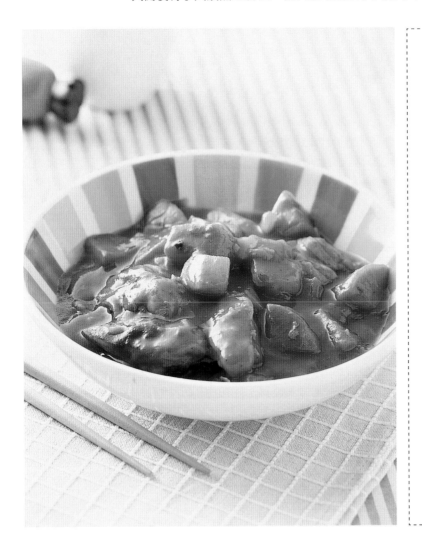

食療事典

咖哩是能增進健康的食品，源於印度，而成為西洋料理常客；再者，現今它也是日本家庭不可缺的調味品，就因它有良好的營養療效，才能在飲食中居重要地位。咖哩料理通常會搭配馬鈴薯、胡蘿蔔、洋蔥來烹調，這些食材都含有天然糖分，一經加熱烹煮即會釋放出獨特的甜味，使咖哩料理吃起來更甘甜有滋味。咖哩料理兼具食補與食治之功效，冬天吃了暖和身體，夏天則促排汗散體熱，並能增強抗病能力，祛濕寒暖脾胃，為小孩發育輔助良品。

補得巧　孩兒長大好健康 —

咬嘴唇、指甲
魩魚莧菜粥 安定神經

小孩子常有不自主地咬指甲、咬嘴唇等動作，通常是焦慮的表現，其先天體質多屬敏感，抗壓能力相對較低，一旦面對壓力容易出現焦慮的反射動作。

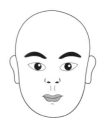

{咬嘴唇、指甲}
抗壓能力較低
容易緊張焦慮
缺乏安全感

李醫師問診 Diagnose

有些小孩很容易緊張，缺乏安全感又無信心，不時需要有人陪伴或鼓舞，一旦不順遂就咬指甲、咬嘴唇，如果幫助孩子多補充維生素B1、鈣、錳、鎂等營養，能使其精神狀態好轉，可提高抗壓能力，舒緩緊張。鈣質除了維持骨骼和牙齒的健康，強化神經系統，此外，它能和鎂、磷等元素一起作用，以協助抗緊張，可作為天然的鎮靜劑，使兒童身心皆處於平和狀態。同時，維生素B1被稱為精神性的維生素，對精神狀態有良好的影響。

郭老師廚房 Cuisine

|| 魩魚莧菜粥 |

孩子出現焦躁緊張，最痛的是父母心，而且小孩會因情緒不好而影響食欲，引致偏食或營養不均衡，妨礙了正常成長發育。面對孩子的緊張、沒安全感，大人要給予充分關心，而不是責罵或置之不理，更重要的是不要忘了提供有舒緩緊張、安定神經的食物，魩魚莧菜就極具代表性。

魩魚富含鈣、磷，莧菜則含有多量的鈣、磷、鎂及維生素B1，整合其營養效益，可令孩童大大減輕壓力。同時要減少給予炸雞、薯條、糕餅等容易升壓的高油高糖食物。

|| 營養保健 |
魩魚含有豐富的蛋白質、鈣、磷及多種維生素。

1. 魩魚質地軟嫩，完全感覺不出其骨骼，可以完整地吃食，人體因此可攝取更多的鈣質、蛋白質，對成長發育、骨骼的健康都大有助益，且防止齲齒。

2. 莧菜原本是一種野菜，現已都被規劃性地種植，它營養十分豐富，鈣、鎂、錳、鐵、維生素A、B群、C樣樣全，對成長大有助益，緩和神經過敏和煩躁不安，也是效果明顯。

魩魚莧菜粥

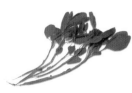

|| 材　料 | 魩魚2兩　莧菜3株　白米1杯　　|| **調味料** | 鹽1小匙

|| 作　法 |

1. 白米清水洗淨，加三碗水煮粥，大火開後轉小火煮15分鐘。　**2.** 莧菜去根，撕
去梗上粗皮，洗淨，切小丁。　**3.** 將2.加入1.中再煮5分鐘，加入魩魚、鹽，煮滾
即可盛碗。

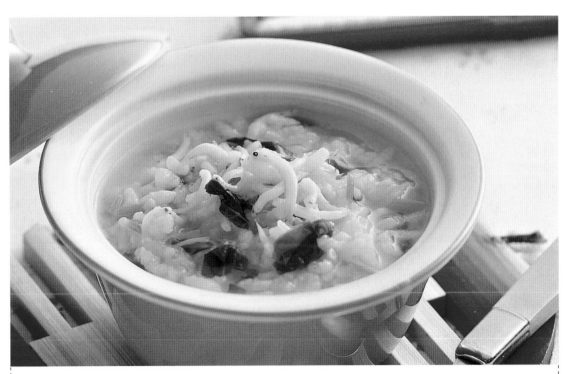

食療事典

生病除了必要的藥物治療之外，許多情況下是可以不藥而癒的，「藥食同
源」選擇適當的飲食，也是一種自然療法，吃魚就是維護健康的一種方法，
它的營養價值高，高鈣、高蛋白，是建立優質體能的第一要素，也能鎮靜
止痛、幫助睡眠、維持正常心臟律動。兒童在發育過程中常會出現「成長
痛」，最普通的就是膝蓋痛、腳踝痛，多補充含鈣食物，不但止痛又刺激成
長，魩魚能提供優質蛋白質及鈣質，對促進人體健康有重要意義。

舌苔白
薏仁糙米粥 通暢汗尿

孩兒舌面出現白苔，已是一種病象，與汗尿不暢、消化不良、代謝障礙都有關，需要較長時間的調理，才能改善孩童的體質。

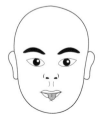

〔舌苔白〕
汗尿循環不順暢
活動量不足
缺乏運動流汗

李醫師問診 Diagnose

因為心、脾、肝、腎經脈都循行經過舌頭，一旦心肺呼吸不順、心血不足，脾胃消化吸收，肝膽解毒疏洩不通，腎氣虛汗尿不暢，都會在舌象上有所徵兆。每天晨起，家長如能觀察孩子的舌頭變化，可及時調整飲食，導正生活習慣，防患於未然。

小孩子健康的舌體是柔軟的，動感自如、顏色淡紅，而有乾濕適度的薄苔；如果舌體舌苔發生變化，就是病兆，舌體淡白、舌苔白多為寒症。孩子生長代謝旺盛，要多運動促汗尿排泄，睡前不要喝太多水，排空小便再入睡，可以使代謝功能正常，成長發育良好。

郭老師廚房 Cuisine

∥薏仁糙米鹹粥∥

薏仁是一種穀物，常被運用來作食療膳食，如四神湯即十分倚重薏仁。其功效溫和，可以促進體內水分及血液的新陳代謝，減輕腸胃的負擔，並利水除濕消水腫，平日活動量少，汗尿排得不夠的孩童，即適合來吃薏仁糙米粥，不但有利體內廢物排出，並一併調整腸胃消化吸收功能，防止口腔嘴角炎症。

薏仁配糙米可提供孩童完整的維生素B群，更助蛋白質和脂肪的消化與吸收，維持良好精神狀態，提高學習能力，促進成長。

∥營養保健∥

薏仁味甘淡、性微寒，能清熱利尿、滲水除濕，加速體內的水分排出，紓緩小孩過敏症狀，排除胸悶、偏食、關節疼痛及長濕疹搔癢等現象。

1. 薏仁含有較多脂質、維生素B及胺基酸等成分，可以提高免疫力，防治病毒感染，並能使小孩肌膚變好變白，降低過敏、濕疹等狀況。

2. 但薏仁含有較高的熱量，可以代替米食，所以吃了薏仁應減少其他主食的攝取，以免養出小胖兒。

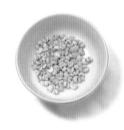

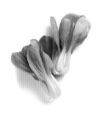

薏仁糙米粥

|| **材 料** | 薏仁1兩　糙米1杯　蛋1顆　青江菜1株　香菇2朵

|| **調味料** | 鹽1小匙

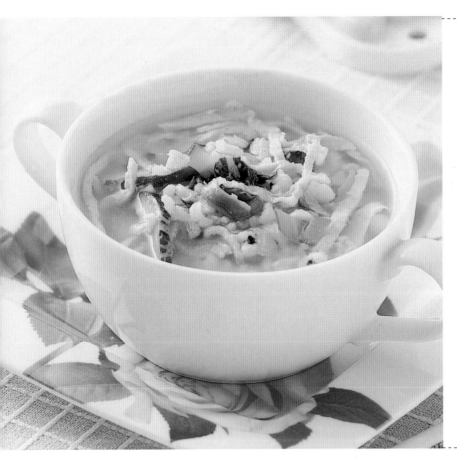

食療事典

薏仁的營養價值很高，除了日常食用，是最常被引用在藥用食療的一種穀物，一般人都適合食用，可取來調理汗尿排泄，除體內濕熱，消水腫和腳氣，而且是美容良品，能使肌膚光滑白嫩，消除斑塊、粉刺，弭平疤痕、贅疣，並消炎止青春痘膿腫，也可以抑制癌細胞增生。對兒童而言，能健脾利尿、益胃納食，改善食欲不振、消化不良，促進發育速度，這是父母親最樂見的。

|| **作 法** |

1. 先將薏仁、糙米洗淨後，薏仁先加四碗水用大火煮開後，轉小火煮20分鐘，再放入糙米煮20分鐘。　**2.** 蛋去殼打勻，入平底鍋中煎蛋皮，取出切細絲。　**3.** 香菇洗淨去蒂，切細絲；青江菜洗淨，切細絲。　**4.** 再將3.加入1.中，煮至薏仁與糙米皆熟軟，加鹽調味、盛碗，撒上蛋絲即可。

喜尖叫哭吼
桂圓蓮子粥 清心寧神

孩子動輒以最原始的尖叫哭吼表達情緒，父母親當以安撫、擁抱等方式來舒緩其情緒，最忌諱打罵等肢體或言語懲罰，因為這常是身體不適的反應，用心去了解孩童不適的原因。

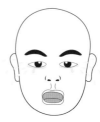

﹝喜尖叫哭吼﹞
腸胃循環失調
常做惡夢
喜歡趴睡

李醫師問診 Diagnose

孩童喜歡腹部朝下趴著睡、翻來覆去睡不安穩、或是眼睛似開未開眼球頻繁轉動，這都表示並未真正沉睡與放鬆。

而長期趴睡，並不利呼吸與消化，胸腔腹腔都會承受壓迫，可以利用配合人體工學設計的特殊枕頭，來矯正其睡姿，儘量要讓其頸項、背脊呈現自然角度的彎曲，也注意不要讓手重壓在胸前或腹上，以平躺或側臥姿態，可以睡得較安穩，但也要避免食用巧克力、炸雞、薯條、糕餅、可樂等會升高壓力的食物。

郭老師廚房 Cuisine

|| 桂圓蓮子粥 |

要孩子睡得香甜、睡得安穩，並克服喜歡尖叫怒吼式的發洩，安心寧神，減輕壓力，抒發情緒是飲食調理的重點。

桂圓蓮子粥，取桂圓補益心脾、養心寧神之功，以及蓮子清心益腎、補脾助眠之效，讓哭吼較激烈的兒童食用，可促進心血循環、提升睡眠品質。

這對一般易心煩、煩惱多、用腦多的成年人族群，也適合食用，可以全家共享，對和諧一家人的氣氛大有幫助。

|| 營養保健 |

桂圓又稱益智，是調補心血、健腦益智、安定心神最好的果品之一。

1. 桂圓可以滋補心血不足，改善兒童失眠、善忘、恍惚、注意力不集中、易心慌意亂、恐懼畏怕等現象，以及成人有健忘失意、心神不寧者都可常食。

2. 桂圓含有葡萄糖、蔗糖、蛋白質、纖維質、維生素、礦物質等豐富營養，可以改善面黃肌瘦、抗細胞老化、增強免疫力，並促進成長發育。產後做月子也可以桂圓煮茶來代替開水，可避免身面浮腫，同時有能滋補體力較快速恢復。

桂圓蓮子粥

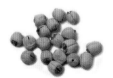

|| 材　料 | 桂圓肉1大匙　蓮子2兩　白米1杯　　|| 調味料 | 糖2小匙

|| 作　法 |

1. 蓮子清水洗淨，桂圓肉剝散。　2. 白米清水洗淨，加水三碗用大火煮開後、續入蓮子煮，再轉中火煮15分。　3. 待蓮子軟，加入桂圓肉、糖，用小火煮3分鐘熄火，蓋鍋蓋燜5分鐘即可。

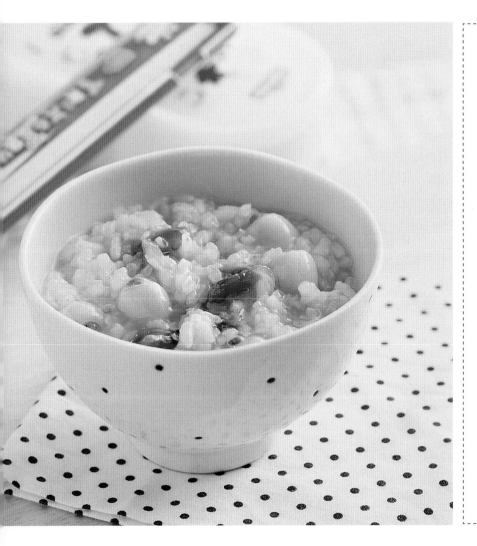

食療事典

桂圓滋補作用大，是被廣用的補血品。它是調理脾胃良藥，對心理性的精神萎靡、動力不足、怠惰乏力有振奮之功；同時能滋養心血，改善營血功能，緩和心血不足、貧血引起之暈眩，末梢循環不良、以及婦女更年期血虛、神經衰弱都見效。小孩子的心思大都相當敏銳且脆弱，常有令大人想像不到的思緒，適當吃一些桂圓粥、桂圓茶，可安定其心神，減少情緒失控，漸漸就不再有亂吼亂叫的激烈反應。

補得巧　孩兒長大好健康 ——

Regimen

食材養生學 健康齊步走
慎選食材　對症調理

　　人的一生中，在不同的年齡階段，都有不同的生理狀態和需求，因此，飲食應該適應不同年齡層的生理特點和需要來攝取。

　　體能健壯的人，如果對某些食物吃得偏多，時間長了，也可能損害身體健康，因而平日就需要謹慎選擇食物，注意營養均衡；還有，不同食材對身體機能的影響或作用也不盡相同，攝取食物稍有不慎或食用不當，可能會出現過敏或不良反應，甚至可以導致疾病發生。

　　現代人生活方式改變，外出就餐機會增多，很容易造成飲食攝取的不合理，如暴飲暴食、食無定時、食無節制、挑食偏食，日久就會造成營養過盛，或營養素的不均衡，從而出現高血脂、高血壓、糖尿病、肥胖等多種疾病。

　　擁有正確合宜的飲食習慣，注重養生飲食，就可慢慢調整體質，免受身心健康不平衡之苦，而食物有多種多樣，每一種食材的特性又有所不同，要掌握好食物特性，就得下一些功夫。

吃對食物　身強體健滋補益

以下就是日常生活常見的蔬果功能索引，淺而易懂，利用生活習慣或是日常飲食適時調整，不僅身強體健，也可減少疾病的發生。

1 ｜ 山藥

含高量水分、蛋白質、脂肪、維生素、鈣等營養素，有健脾、補肺、養顏美容等助益，可增強免疫功能。山藥除常搭配用來煮湯，生吃或削皮後汆燙，沾醬油吃也很爽口。

2 ｜ 胡蘿蔔

含有可防癌的胡蘿蔔素，每天食用可提升免疫力；而且，胡蘿蔔還具有強化視力，改善貧血、高血壓等好處，是一項方便取得又具高養分的好食材。在西方，它被視為菜中上品，荷蘭人甚至將它列為國菜之一。

3 ｜ 白蘿蔔

白蘿蔔含維生素、碳水化合物、硫、鐵等營養成分，由內而外處處富含營養，可利尿、清熱解毒、助消化、改善便秘。

4 ｜ 洋蔥

洋蔥為低熱能食物，幾乎不含脂肪，特別適合肥胖的中老年人食用，有減肥、美容作用，在歐洲有「菜中皇后」之譽，營養價值極高。例如，其所含豐富的微量元素硒，具抗癌作用；當中的植物殺菌素可刺激食欲、幫助消化，以及祛痰、利尿、發汗、預防感冒、抑菌防腐等作用；含鈣量高，可預防骨質疏鬆症。

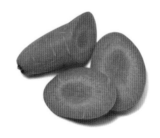

5 | 小黃瓜

多水分、清涼、口感甜脆，含豐富鉀鹽，可利尿、解毒、清熱、防治膀胱炎。值得一提的是，100公克的小黃瓜，只有大約15卡熱量，而且，其所含的丙醇乙酸成分，有抑制糖分轉化為脂質的功用，是不錯的減肥食品。

6 | 甜椒

甜椒有綠、黃、紅、橙、紫等顏色，水分多、質地脆口感佳，維生素C含量相當高，並含有可防止維生素C氧化的維生素P；如，一個手掌大的青椒就含有100毫克維生素C，而紅椒更有三倍之多，是各種蔬菜之冠，很適合生吃，即使要炒食，也只要在起鍋前放進去拌兩下即可，免得破壞了維生素C。

7 | 番茄

番茄含有大量番茄紅素，根據研究指出，血液中番茄紅素含量高的人比較不易罹患某些癌症，譬如子宮頸、膀胱、胰臟癌等，只要每天吃一顆番茄就能達到這種保護功效。番茄中的各種有機酸有助脂肪分解、促進消化；類黃酮物質有止血、降壓、利尿作用；榖胺酸及胺基鈉酸能活化腦細胞，具健腦功用。

8 | 苦瓜

苦瓜含多種胺基酸、鈣、磷、鐵、胡蘿蔔素、核黃素、維生素C等營養成分。現代科學分析，苦瓜中的維生素C含量相當於番茄的7倍、蘋果的17倍，豐富維生素C有益調節體內代謝，增強免疫功能；苦瓜素則是一種防癌物質，可抑制腫瘤細胞生長。

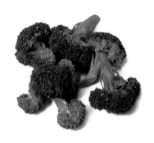

9 | 花椰菜

含有豐富的胡蘿蔔素，有助防止細胞膜受到自由基的破壞，維生素C有助增強人體免疫力。常吃花椰菜可降低肺癌、大腸癌等發生機率，而青花椰菜又比白花椰菜更具效益。

10 | 青蔥

蔥具有特殊的辛香辣味，是料理上非常重要的調味品。含豐富維生素B、C、胡蘿蔔素、鈣與纖維等，對感冒、風寒有預防作用；蔥綠內側黏液中的多醣體，還有助於提升免疫力。

11 | 南瓜

南瓜營養價值很高，富含以澱粉為主的糖分，吃起來果肉鮮美甘甜，就是因為其中含有豐富蔗糖與葡萄糖；除了糖分之外，維生素A、B、C的含量也很高。

12 | 莧菜

有白莧和紅莧兩大類，白莧葉片呈綠色，紅莧葉綠中帶有紫紅斑，後者煮食後湯色稍帶紫紅色。莧菜所含鐵質比菠菜還要多，具補血作用，還可增強骨質。

13 | 生薑

生薑具有多樣保健功效。其中有種成分——薑辣素，能使心跳加快，血管擴張，使身體溫熱、排汗，當感冒傷風時，常用生薑湯來祛風寒。生薑的抗氧化效力也很高，比大多數蔬菜、水果都要高，抗氧化成分有助於消除血脂的氧化傷害。

14 | 大蒜

大蒜內含的大蒜素成分，具殺菌、抗癌功用。經常食用大蒜，既能降低血脂，又可補充微量元素硒，對預防和治療心血管病有助益，能減少各種癌症如胃癌、食道癌、大腸癌、乳腺癌、卵巢癌、胰腺癌等發病率。

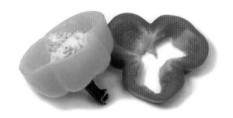

15 | 黑豆

黑豆富含大豆磷脂，能健腦益智，預防早衰性老年癡呆症，並能維護血管彈性、防治高血壓、高血脂；且含黃酮類素，可緩和婦女更年期不適。

16 | 黃耆

黃耆性味甘溫，主要含有蔗糖、葡萄糖醛酸、粘液質、胺基酸、苦味素、膽鹼、甜菜鹼、葉酸等成分，能補益脾胃，幫助呼吸系統，提升免疫功能。所謂「當歸補血，黃耆補氣」，黃耆是中醫最廣泛使用的一種藥材。

17 | 杜仲

可補肝腎，有強筋骨、降血壓之效，尤其是對心臟和中樞神經疾病，如高血壓、動脈硬化、腦神經衰退等療效顯著。

18 | 當歸

當歸有補血活血、調理止痛、通便等作用，能增強免疫力，鎮痛、鎮靜、保護肝臟，是中醫很常用到的藥材之一。

19 | 枸杞

枸杞可滋補肝腎、明目、養血、增強免疫力，還可抗疲勞、降血壓，食補料理中常用到這項食材。

20 | 薏仁

薏仁屬五穀類，和燕麥、米糠、大麥等穀類相同，都含有豐富水溶性膳食纖維。不僅是極佳的點心、膳食，還可作為中藥配用，有消水腫、利尿及美白美容養顏之效，還具免疫及降血脂等功能。

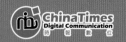
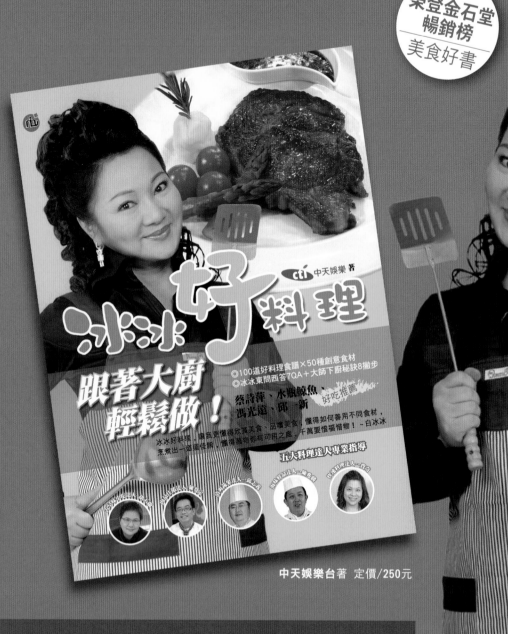

看氣色，健康吃

李家雄・郭月英的中醫食全養生

作　　者 / 李家雄　郭月英
文字編輯 / 陳麗玲　張麗玲
美術設計 / 吳文綺
封面人物攝影 / 黃仁益
內頁食譜攝影 / 張志銘　Sandy　Ben
內頁臉譜插畫 / 吳文綺
總　　監 / 羅斌文
主　　編 / 查美鳳
企　　劃 / 王怡玲
校　　對 / 李家雄　郭月英　陳麗玲　張麗玲　查美鳳　王怡玲

董事長・發行人 / 孫思照
總 經 理 / 莫昭平
營 運 長 / 黃秀錦
出 版 者 / 時報數位傳播股份有限公司
發行地址 / 108台北市大理街132號
聯絡地址 / 108台北市和平西路三段240號5F

總 經 銷 / 時報文化出版企業股份有限公司
聯絡地址 / 108台北市和平西路三段240號2F
讀者服務專線 / 0800-231-705
時報悅讀網 / http://www.readingtimes.com.tw
電子郵件信箱 / newbiz@readingtimes.com.tw
印　　刷 / 科樂印刷事業股份有限公司
初版一刷 / 2007年8月15日
定　　價 / 280元

Printed in Taiwan
ISBN　978-986-82910-3-4

國家圖書館出版品預行編目資料
《看氣色，健康吃》　李家雄、郭月英著－初版－臺北市：
時報數位傳播，2007.08〔民96〕
面；　公分
ISBN　978-986-82910-3-4（平裝）
1.食療　2.食譜
418.91　　96012669

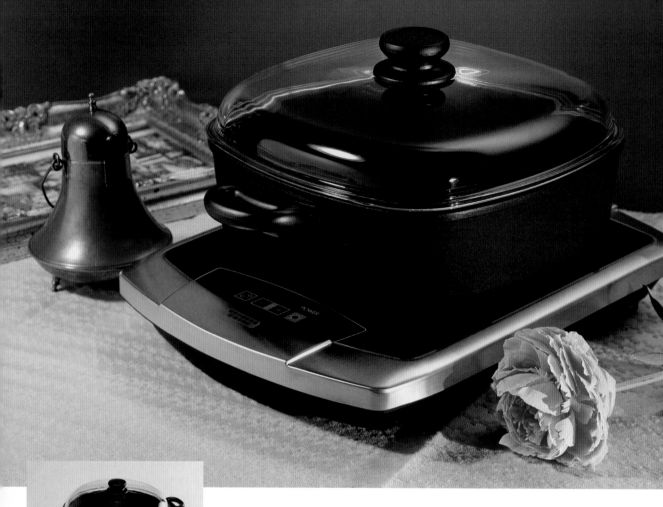

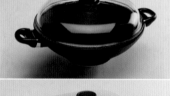

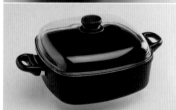

飛騰家電之美

一點浪漫、一滴創意、一些真材、廚房就是天堂

SK801德國純手工打造炒菜鍋
GERMAN HAND MADE WOK
○ 規格：11cm（高）×32cm（內徑）／4Kg

SK802 德國純手工打造方型鍋
GERMAN HAND MADE SQUARE CASSEROLE
○ 規格：8cm（高）×28cm×28cm／4Kg

- Gesundheitliche Unbedenklichkeit nach Lebensmittel- und Bedarfsgegenständegesetz（LMBG）
- Prüfung und Bewertung der Gebrauchstauglichkeit（z. B. Funktion, Dauerhaltbarkeit und Handling, Verarbeitungsqualität und Korrosionsverhalten）.
- Mechanische Sicherheitsprüfungen nach Gerätesicherheitsgesetz, DIN, EN, ISO
- Hygieneprüfungen und Hygienedesign

○ 通過德國衛生署及 Die LGA QualiTest GmbH. 嚴格品質檢驗合格。
○ 德國傳承120年歷史悠久之純手工打造、一體成型,鑄鋼鋁合金鍋具。
○ 導熱性佳、熱度迅速均勻傳導分佈至鍋具每個角落、省電、省瓦斯。儲溫蓄熱效果強、食物養份不流失。用油量少、健康、少油煙、易清理。
○ 德國研發,通過德國衛生署檢驗合格鈦金屬不沾塗層不含PFOA。
○ 本鍋具及鍋蓋把手皆可耐高溫至260°c,可用於烤箱。
○ 本鍋具不沾塗層為鈦金屬,可激活果菜纖維質及維生素並能還原食物色澤,更增添食物美味。

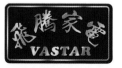

廣南國際有限公司
臺北市士林區雨農路24號
TEL：(02)2838-1010（代表號）
FAX：(02)2838-1212
www.vastar.com.tw

本公司各大百貨專櫃　大葉高島屋12F　│　太平洋SOGO台北忠孝店8F・中壢店7F・新竹店9F・高雄店10F・豐原店7F　│　遠百寶慶店6F　│　遠百FE21板橋店10F・桃園店10F・高雄店10F・新光三越站前店10F・南西店7F・台中店8F　│

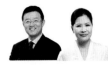

李家雄醫師、郭月英老師 主講

《看氣色，健康吃》養生問診講座 暨 面對面健康諮詢

活動洽詢信箱 newbiz@readingtimes.com.tw

8/18 台北場

時間／96年8月18日（六）3：00～5：00 pm
地點／金石堂信義店5樓藝文空間
　　　（台北市信義路二段196號，永康街口）
講者／李家雄中醫師、郭月英老師
主題／《看氣色，健康吃》從中醫面診談到食全養生
內容／剪下本張活動券入場，可享有：養生飲品試吃、健康養生
　　　諮詢（Q&A名額當日抽出）、健康小禮物一份

- ✂ - -

聽講資料

姓名／＿＿＿＿＿＿＿先生／小姐　講座攜伴／＿＿＿＿名

連絡電話／＿＿＿＿＿＿＿＿　手機／＿＿＿＿＿＿＿＿

連絡地址／＿＿＿＿＿＿＿＿＿＿＿＿＿＿＿＿＿＿＿＿

Email信箱／＿＿＿＿＿＿＿＿＿＿＿＿＿＿＿＿＿＿

★提醒您！記得攜帶本張活動券參加講座，可享有現場豐富活動內容

8/25 台中場

時間／96年8月25日（六）2：00～4：00 pm
地點／金石堂台中福科店
　　　（台中市西屯區福科路479號1樓，愛買斜對面）
講者／郭月英老師
主題／《看氣色，健康吃》中醫食療自己來
內容／剪下本張活動券入場，可享有：養生飲品試吃、健康養生
　　　諮詢（Q&A名額當日抽出）、健康小禮物一份

- ✂ - -

聽講資料

姓名／＿＿＿＿＿＿＿先生／小姐　講座攜伴／＿＿＿＿名

連絡電話／＿＿＿＿＿＿＿＿　手機／＿＿＿＿＿＿＿＿

連絡地址／＿＿＿＿＿＿＿＿＿＿＿＿＿＿＿＿＿＿＿＿

Email信箱／＿＿＿＿＿＿＿＿＿＿＿＿＿＿＿＿＿＿

★提醒您！記得攜帶本張活動券參加講座，可享有現場豐富活動內容

郭老師養生月子餐 媽媽教室活動表

■ 8月26日（日）2:00～4:00 pm 台大校友聯誼社
　　　（台北市濟南路一段2-1號3樓A室）

■ 9月08日（六）2:00～4:00 pm 泰和創新中心
　　　（台北市福華路139號3樓，芝山捷運站出口附近）

■ 9月15日（六）2:00～4:00 pm 屏東媽媽教室
　　　（屏東市中山路61號）

■ 9月16日（日）2:00～4:00 pm 高雄福華飯店
　　　（高雄市新興區七賢一路311號）

■ 9月30日（日）2:00～4:00 pm 台大校友聯誼社
　　　（台北市濟南路一段2-1號3樓A室）

台北報名專線：(02) 2392-7266
高屏報名專線：(07) 727-8979

9/1 現烹場

時間／96年9月1日（六）2：30～4：00 pm
地點／誠品信義店 3樓廚藝教室（台北市松高路11號3樓）
講者／郭月英老師
主題／《看氣色，健康吃》養生料理現場烹調示範
內容／剪下本張活動券入場，可享有：養生飲品試吃、
　　　健康養生諮詢（Q&A名額當日抽出）、健康小禮物一份

- ✂ - -

聽講資料

姓名／＿＿＿＿＿＿＿先生／小姐　講座攜伴／＿＿＿＿名

連絡電話／＿＿＿＿＿＿＿＿　手機／＿＿＿＿＿＿＿＿

連絡地址／＿＿＿＿＿＿＿＿＿＿＿＿＿＿＿＿＿＿＿＿

Email信箱／＿＿＿＿＿＿＿＿＿＿＿＿＿＿＿＿＿＿

★提醒您！記得攜帶本張活動券參加講座，可享有現場豐富活動內容

購買《看氣色，健康吃》一書

送 飛騰家電 VASTAR 專業料理小家電

- 抽獎獎項：飛騰電爐1只（原價24,150元）、飛騰旅行用迷你小電爐1只（原價15,650元）、飛騰超耐熱砂鍋3只（原價3,840元/只）等，總計5個獎項，總價值51,320元
- 活動時間：即日起～96.9.15
- 活動辦法：凡購買《看氣色，健康吃》一書，96.9.15前填寫寄回書中內頁『活動抽獎卡』，即有機會獲得『飛騰家電 VASTAR 料理系列家電用品』
- 抽獎券寄至：108台北市和平西路三段240號5樓 《看氣色，健康吃》活動小組
- 得獎公告：獲獎名單96.9.30於時報悅讀網公告，並另行電話通知；贈品於96.9.30前寄出。

飛騰家電 VASTAR 專業料理小家電　抽獎券

姓名／＿＿＿＿＿＿＿＿＿先生／小姐

連絡地址／＿＿＿＿＿＿＿＿＿＿＿＿＿＿＿＿＿

連絡電話／＿＿＿＿＿＿＿＿　手機：＿＿＿＿＿＿

Email信箱／＿＿＿＿＿＿＿＿＿＿＿＿＿＿＿＿

請沿虛線剪下寄至／
108台北市和平西路三段240號5樓《看氣色，健康吃》活動小組收
（本抽獎券影印無效）

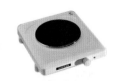